奴性讓自律神經更失常

順天堂大學醫學部教授 小林弘幸 著

李喬智 譯

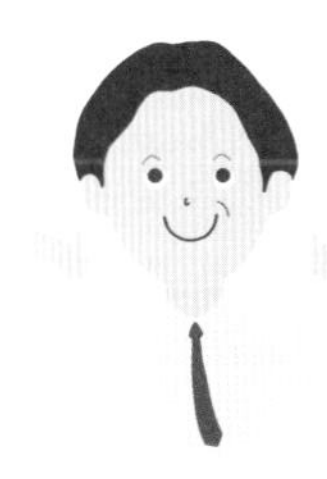

一開始之前

最近不知怎的，總老覺得倦倦欠欠的、沒啥勁，整個人很煩躁，體重直線飆高，連便秘也找上門。想說應該不是急性發炎，買便祕藥吃吃，應該能解決的了才是；況且這些應該也稱不上生病，還不至於要去看醫生的程度⋯⋯。但看著鏡子裡的自己，還眞老了好多，難道是年紀大了的關係嗎！

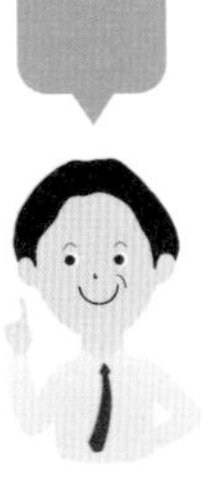

這些異狀不適，很有可能是「自律神經失調」造成也說不定。

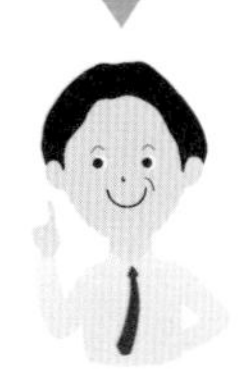

幾年前，「自律神經」一詞還不是那麼普遍，不是很清楚它是什麼，但現在相信絕大多數的人多多少少都有聽過它。本書內容羅列整理了自律神經所引發的種種不適症，無論青少或中高年齡層都可能遇到、令人煩惱的自律神經問題，全涵蓋在內。

這幾年來，與自律神經相關研究大有所獲，逐漸解開過去不爲人知的面紗，研究發現許多身心方面的不適，以及疾病的誘發，都和它有相當大的關聯。所以，也就是說，只要能將自律神經調整好，自然就能預防不適與疾病的發生。

尤其是現在受到新冠疫情影響，不少確診者染疫後，主訴出現了身心失調症狀的，明顯有增加趨勢，若是能將自律神經調整好，或許這些問題會妥善得到緩解，甚至可治癒。

話說回來，即便聽過、知道「自律神經」是什麼，眞正理解其內涵的人恐怕爲數不多，就算說了是自律神經造成健康出問題，但該怎麼治療，有什麼解決方案，怕是只知其一不知其二。所以，我們特別以打破砂鍋問到底的精神，向「自律神經之神」——小林弘幸教授請益。因爲小林教授研究自律神經長達30年，寫過多本著作、辦過無數次相關演講，跟著老師學習，從身心不適的原因，到解決的方法，全都一網打盡。

好好地讀通這本書，應該就能跟「莫名的不適」說再見，並且獲得改善。那麼，事不宜遲！

目錄

小林醫師，請趕快帶領我們認識自律神經吧！
沒問題！就讓我們一起透過這本書來調整自律神經。

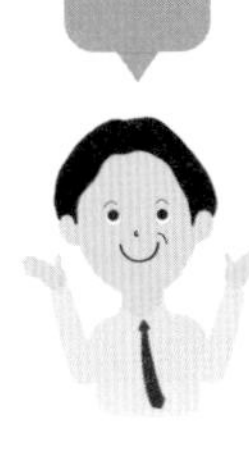

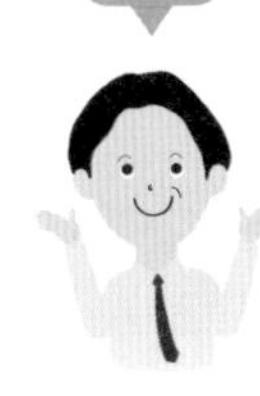

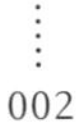

第1章 身體vs.自律神經 斷也斷不了的親密關係

第2章 不知怎的有點不舒服 是自律神經在作祟

第3章　腸道系統vs.自律神經　連動關係超乎想像

第4章 鍛練肺功能 也能調整自律神經失衡

第5章 一定要知道的絕招 自律神經最愛的放鬆法

第6章　這些對自律神經好的事　從今天起都變成生活好習慣

序章

不可不知的自律神經基本常識

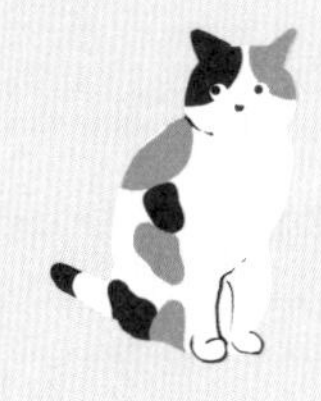

常聽人提起「自律神經」，但它究竟是什麼？有聽沒很懂。

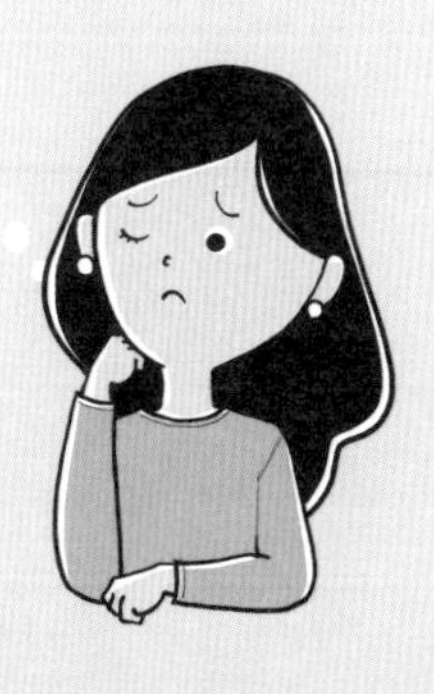

知識1 自律神經究竟是什麼？

自律神經的任務，讓身體可以保持在「剛剛好」的運作狀態

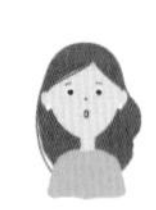

自律神經聽過歸聽過，實際上代表著什麼，我就不太明白了，畢竟肉眼是看不見神經的呀。不過，光從字面上來看，似懂非懂，對我們健康來說，好像是很重要的存在。

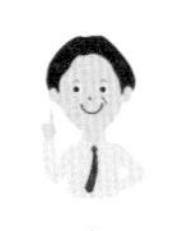

白話點，用最簡單的說法，**自律神經就是我們身體機能與生俱來的自動運轉裝置**。例如，覺得天氣熱的時候，身體會自行藉由流汗來調節體溫，心臟則是透過邊跳動邊控制血液在全身流動循環，

我們會入睡或甦醒過來也是。這些都不是「有意識」地要身體去做，對吧？意即**我們下意識自然而然做出反應，讓身體機能保持在剛剛好的狀態，這就是自律神經**。

不需要下達任何指令動作，就能讓身體保持在剛剛好的狀態，這簡直就跟最新的智慧家電或是電動車一樣厲害啊。那麼，自律神經都叫「神經」，它還有其他不同的種類區分嗎？

神經有兩種，分別是存在於大腦與脊髓的「中樞神經」，以及從中樞神經往身體各處延伸的「末梢神經」。其中，末梢神經又分成體性神經和自律神經。舉凡將手舉起、走路等動作行爲，是透過自己意識來控制的，便是體性神經的工作，倘若是呼吸、消化吸收、排泄，甚至是現在話題很夯的免疫系統，這些是由自律神經來掌管喔。

也就是說**自律神經掌握著我們的生命線**，這麼說，沒錯吧。

沒錯，就是那樣！即便當我們在睡覺的時候，依然會好好地呼吸、心臟也依舊穩定地跳動著，這些全都是有勞自律神經來主持運作。

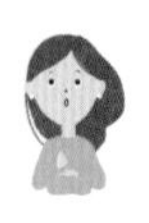
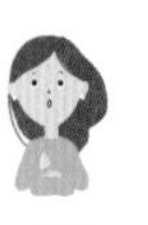

那麼，萬一自律神經失去它的功用，對我們健康會有什麼影響呢？

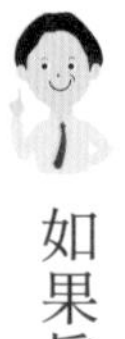

如果真是那樣，我們的大腦跟身體機能會無法正常運作，外在環境一有變化，會受其左右，接著會出現各種不適症狀，失眠、全身疲憊、暈眩、肩膀僵硬、便祕等等，只是每個人的症狀不見得相同。真要說起來可是沒完沒了的。妳平常有沒有什麼不舒服、但不怎麼在意的地方呢？

真不知道該怎麼解釋才好，事實上，剛剛醫生提到身體不舒服的症狀，幾乎我都包辦了，這麼說來的話，難道我也是那方面……

正如你想的那樣，應該是自律神經失調了，準沒錯。

哇！雖然心裡有數，但還是多少感到有些震驚……。究竟我的自律神經失調到哪種地步呢？可以靠我自己把它調整回來嗎？

自律神經自我檢測 Step by Step

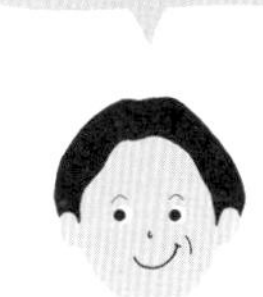

請依照目前自己的狀態，在下列一到十個題目之中，勾選一個最符合實際情況的答案。全部做答後，自行統計答案下方起司與老鼠的點數，把所有點數加總，計算得分。

Q1 關於睡眠

- □幾乎每天都是一沾到床，就能很快入睡（+2、+2）
- □儘管晚上都睡得還不錯，但白天還是偶爾會有睡意（+1）
- □晚上睡覺翻來覆去難入睡（+1）
- □睡眠品質不好、很淺眠，即使睡著了也很容易醒過來（-2、-2）

Q2 關於工作、讀書學習、做家事

- □做事挺有幹勁，自認有足夠的體力可以完成任務（+2、+2）
- □覺得麻煩、提不起勁，儘管下定決心要做，還是會犯睏（+1）
- □擔心自己「做不好」，難免忐忑不安，所以會更集中精神注意力（+1）
- □對自己沒任何作為感到焦慮不安，但身體就是不想動（-2、-2）

Q3

關於食慾

- □ 每到用餐時間，就會感到餓，總能好好享用餐點（ +2、 +2）
- □ 吃完飯後很快又會感到餓，而且腸胃老是咕嚕咕嚕作響（ +1）
- □ 當精神專注在某件事情上時，不會感覺到肚子餓（ +1）
- □ 沒有什麼食慾，或者即便沒有很餓，也是會吃東西（ -2、 -2）

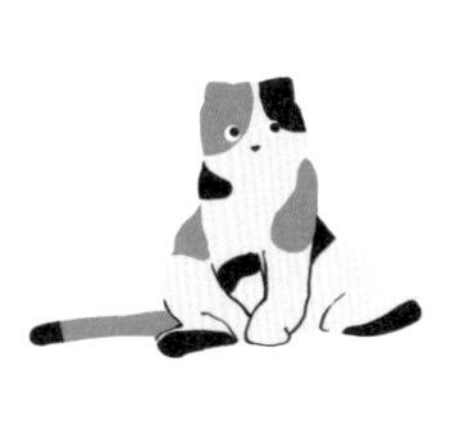

Q4

關於飯後

- □ 胃不會感到沉重感，胸口也不會有灼燒熱熱的感覺（ +2、 +2）
- □ 三餐正餐都正常吃，但肚子很快會覺得餓（ +1）
- □ 經常胃沉甸甸或胸口灼燒（ +1）
- □ 用餐前後經常胃痛（ -2、 -2）

Q5

面對「必須好好解決」的問題時

- □ 可以立刻思考對策，並快速展開行動（ +2、 +2）
- □ 不知不覺間，思緒會飄到其他事情上，難以集中注意力（ +1）

- [ ] 想太多，甚至還因爲想太多而感到不安（+1）
- [ ] 即使有心想解決，精神卻難集中，甚至提不起勁（-2、-2）

Q6 關於每天的疲倦感

- [ ] 儘管疲憊，但只要能一夜好眠，每天都是全新開始（+2、+2）
- [ ] 疲倦感來襲，很快就會想睡覺，即使是大白天也有點欲振乏力（1）
- [ ] 疲倦感難以消除，不過在工作上還是可以打起精神好好努力（+1）
- [ ] 沒有幹勁很乏味，總覺得倦怠、疲憊纏身（-2、-2）

Q7 關於心理層面

- [ ] 工作時雖然會緊張亢奮，下班回到家就會放鬆下來（+2、+2）
- [ ] 並沒有特別感覺到壓力，但卻經常會有發呆放空的情形（+1）
- [ ] 幾乎一整天都處於緊繃狀態，絲毫沒有一時半刻能夠放鬆下來（+1）
- [ ] 懷抱強烈的不安與恐懼，對思考感到厭惡，只想睡覺（-2、-2）

Q8

關於手腳冷冰冰

- □一整年下來都不太會覺得冷（+2、+2）
- □不會覺得冷，相反地，倒是很常因爲暖烘烘而萌生睡意（+1）
- □就算洗了熱水澡，也會很快就感到手腳冰冷（+1）
- □手腳冰冷到難以入睡，臉色跟著不太好看（-2、-2）

Q9

關於體重

- □長年下來體重都沒有太大的變化（+2、+2）
- □有時會不知不覺暴飲暴食，體重往上加（+1）
- □感到壓力太大，體重就會隨之增加（+1）
- □跟一年前比起來，體重少說增加或減少了5公斤以上（-2、-2）

Q10

關於現在的自己

- □活力滿滿，身心挺充實（+2、+2）
- □沒有發生什麼重大問題，從任何一個角度來看都很充實（+1）
- □每天有不同的刺激，頗爲充實（+1）
- □疏遠漠然且深感不安，難從憂鬱中走出來（-2、-2）

來看看自己是哪一型

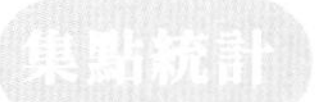
集點統計 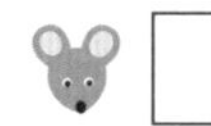 □ 個　□ 個

B

7 個以下

8 個以上

努力過頭型

交感神經活性高、但副交感神經活性低，時常處於緊繃狀態，所以疲勞感難消，隨著壓力日積月累，腸胃機能也跟著逐漸耗弱。

A

8 個以上

8 個以上

游刃有餘型

交感神經和副交感神經的狀態極佳，所以在需要認真的時候可以保持專注力，其他該放鬆的時候就放鬆，是自律神經非常理想的平衡狀態。

D

7 個以下

7 個以下

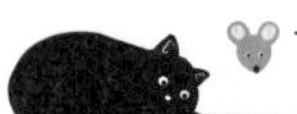

有氣無力型

交感神經及副交感神經的活性偏低，處在慢性疲勞無法恢復狀態。這類型人往往會有自律神經紊亂的情況，經常會提不起勁，腸胃機能也相當差。

C

8 個以上

7 個以下

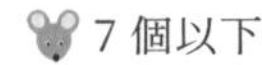

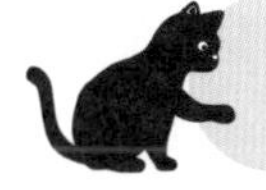

悠哉悠哉型

副交感神經活躍，相對交感神經低下，這類型的人很容易會感到無精打采或疲倦發睏。在日本，每 7 人就有 1 人屬於 C 類型。

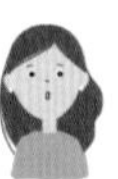
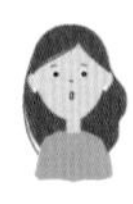

從評分量表來看，A到D類型，**如果愈靠近D，表示自律神經的狀態就愈不妙嗎？**

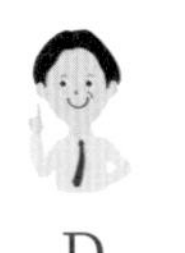

沒錯，就是那樣！問題下方標示的起司、老鼠符號，各自代表副交感神經和交感神經，**最理想的狀態是起司與老鼠兩者數量都要多一些，而且保持在平衡狀態，就像A那樣**。其他是B、C、D類型的人，可以的話，建議最好能早點把自律神經給平衡過來。

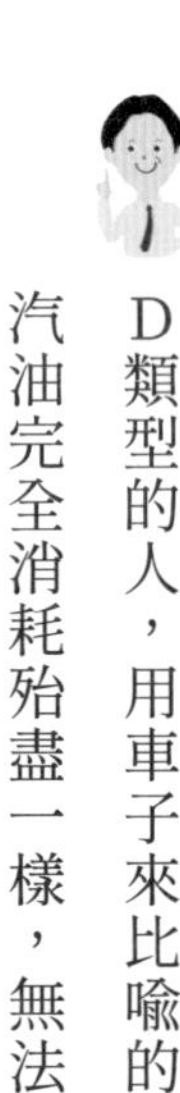

眞的從沒想過我自己的狀況是落在D有氣無力型的人，看來眞的有必要好好調整一下了。

D類型的人，用車子來比喻的話，像是汽油完全消耗殆盡一樣，無法再順利運轉。所以爲了好好調整自己，一定要先弄懂自律神經機制！首先一開始，得來認識剛剛提到的交感神經及副交感神經究竟是什麼。事不宜遲，接下來要詳細說明囉！

知識2 自律神經的運作機制

掌控亢奮的交感神經、負責放鬆舒緩的副交感神經，組合成自律神經

出現在前面類型表中的「交感神經」及「副交感神經」，兩個名詞雖然只有差一個字，但具體來說，兩者有什麼不同的地方嗎？

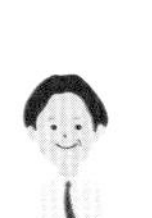

兩邊的運作方式是，**交感神經的作用要讓身體呈現亢奮狀態，提高專注力，而副交感神經則是相反，會讓身體放鬆。**

記得嗎？前面有說過自律神經是自動運轉裝置，可以把它想成一部車，要讓車

子可以行駛，需要油門跟剎車，**交感神經就是油門，副交感神經則是煞車**。總而言之，兩者可說是缺一不可，是互綁一塊的拍檔組合。

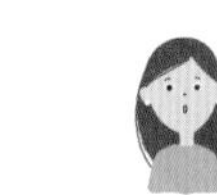

那麼平常在運動或工作的時候，會覺得特別亢奮，是因爲交感神經正在運作的關係，相反，悠閒地喝下午茶，或是慵懶地閒晃時，心情會變得輕鬆自在，代表換副交感神經發揮作用了，這麼說對吧？

是的，就是如此。當交感神經占主位出來主導時，我們的血管會開始收縮，血壓也會上升，心臟跳動次數增加，呼吸次數也會跟著提高，這麼一來，身體運轉機制會自主轉換成活動模式，相對地，副交感神經會讓血管擴張，促進血液流動，使得血壓下降、心率減少，呼吸不再急促變得緩和，我們會漸漸地進入放鬆狀態。

原來自律神經會讓**血壓或呼吸等等的生理狀態**也跟著改變呢。

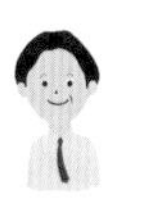

接下來，我們用精神心理狀態來解釋自律神經的話，交感神經代表著「緊張」或「亢奮」，那麼副交感神經則是「餘

裕」、「安心」的感覺。當我們感覺到不安或恐懼時，心臟會砰砰、撲通撲通劇烈跳動，那是交感神經受到情緒刺激產生作用，反過來說，當我們處於放鬆、自在的狀態時，心跳也就會變得相當平緩，是吧。

以我的身體狀況，比起副交感神經，交感神經好像比較活躍些，這應該不是一件好事吧？

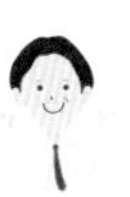

最近，的確有不少人認爲交感神經活性過高並不好，反而應該要拉高副交感神經的活性一些。不過，**交感神經有它必要性的地方，像是讓精神振作起來，或是可以讓身體安全地做出各種動作等**等。如同前面所提到的，交感和副交感是一個組合，兩邊各司其職，無法切割開來。如同要當一個稱職的偶像，得兼具朝氣活力和療癒特質，動靜皆宜，道理其實是相通的。

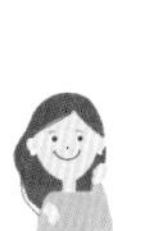

確實如此，眞的！平衡是很重要的！用這種比喻很好理解呢。

知識3 自律神經最佳狀態

交感和副交感神經活性都高，就是自律神經最佳狀態

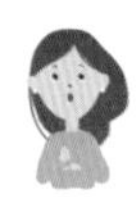
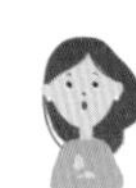

雖然說是拍檔，但每每提到「交感神經」及「副交感神經」，多少還是會覺得能讓自己保持在放鬆狀態的副交感神經對身體比較好。

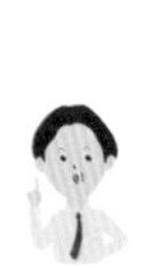

確實講到自律神經失調，指的就是「**交感神經過度主導**」的狀態，然而對身體運作來說，無論任何一方都是重要的。前面我也曾以車子的功能來形容兩邊的關係，坐上只有油門的車子，想必非常

可怕，同樣地，只有煞車的車子也會讓人感到相當困擾，根本連前進都前進不了。

確實會令人不知所措呀。雖然說「放鬆」給人感覺很棒，不過它也跟欲振乏力、缺乏幹勁等有裙帶關係。那麼，對交感神經與副交感神經最好是能保持在最佳狀態，指的就是雙方達到平衡？

自律神經最佳狀況就是交感與副交感神經都呈現出高活性，理想值是1：1，兩邊再怎麼有差距，也維持在1：1.5的範圍內。這種**不特別偏向哪一邊的平穩型態，可以說就是自律神經呈現正常運作**的狀態。不少運動員揭露想要高度發揮有好表現，適度的緊張與適度的放鬆都是必要的，這也是指自律神經兩邊達到協調的意思。

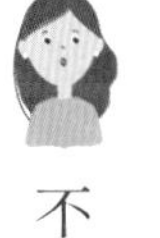

不過交感和副交感兩邊都會一直維持在高活躍度嗎？

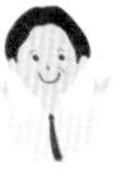

事實上，用一天來說明，一定有一邊活性較高，握有主導權。例如與人交際、或是上班的時候，你會上緊發條，但是只要一回家，直到你上床就寢時間爲止，應該都會過得比較輕鬆自在。也就是說，白天的活動期會讓交感神經握有主導權占據優勢，而就寢前則是由副交感神經主控。要注意的是，占據優勢其實也是「活性稍微高了那麼一點」的程度而已。

白天活動時交感神經占優勢，我們也往往容易感受到壓力或緊張，但這應該是工作造成的吧……

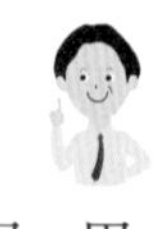

畢竟現在是高壓社會，有這種感受的人相信應該滿多的。緊張或是壓力會造成交感神經的活性變得比一般正常狀態要高出許多，若是一直維持在高活躍度，假以時日，最糟糕的情況就是讓副交感神經完全停擺，這就是所謂的自律神經失調。

知識4 自律神經平衡好處多多

調整好自律神經，可以改善血液循環，提升免疫力遠離疾病

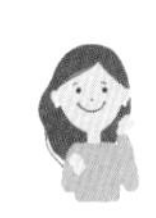

要調整好自律神經這件事的重要性，我現在已很清楚。但是除了它能讓我有更好的表現之外，還想知道其他具體好處是什麼。

自律神經如果調整好，交感和副交感神經有平衡，比較不容易生病！而且**罹癌的機率也會大幅降低**。

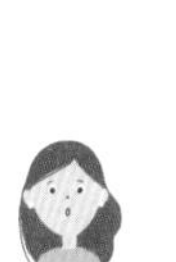

癌症給人的印象就是非常嚴重、非常難

纏……竟然連這樣的病症都能預防，這到底是怎麼一回事呢？

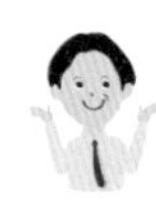

主要原因是，**自律神經能調整平衡好，全身的血液循環也會跟著變好，免疫力自然會提升**。假如交感神經過於興奮、副交感神經處在低下狀態，不僅血液循環會變差，導致罹患中風及心肌梗塞的機率也爲之提升。再說，**自律神經失調讓身體的免疫系統防護力下降同時，很有可能讓癌症趁機找上門**。

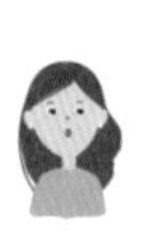

的確時不時聽到別人提起「提升免疫力很重要」這類的事！

是啊。免疫系統主要任務就是保護我們身體不受到病毒或細菌的侵害。不過呢，你可能不知道我們自己每天都會生成數以千計的癌細胞，而能夠將這些癌細胞消滅的，得靠血液中的「白血球」。而白血球和自律神經有密不可分的關係。

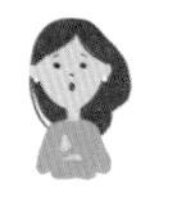

連那麼細微、小小的細胞，也跟自律神經有關嗎？

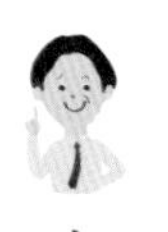

白血球當中又有「顆粒球」與「淋巴球」，顆粒球主要撲殺大型入侵物，淋巴球則是負責消滅像病毒的小型侵入

物。當交感神經占優勢、高活性下，會促使顆粒球增生，副交感神經占優勢時，淋巴球會增加，但不管是哪一方，要是數量增加到過剩的狀態，原本無須撲滅的細胞也會因此遭受波及，反而讓身體致病的機率變高。

總而言之，只要**自律神經調節好，血液循環就會變好，白血球也能好好地發揮原本該有的功效，如此一來免疫力就會呈現出絕佳狀態**，對吧。

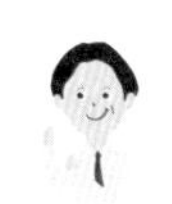

沒錯！之所以癌細胞能受到抑制，我們體內免疫系統功不可沒。而且不只是癌細胞，任何會引發疾病或造成身體不適的因素，都能透過改善血液循環及增強免疫力來進行預防。

第1章 身體vs.自律神經 斷也斷不了的親密關係

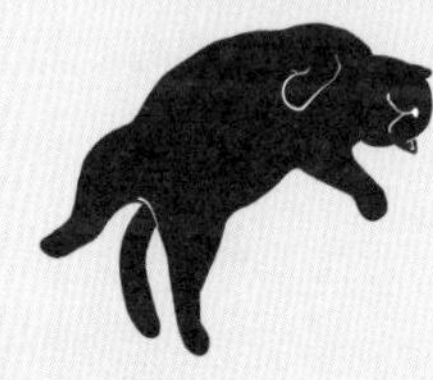

自律神經
到底對我做了什麼？

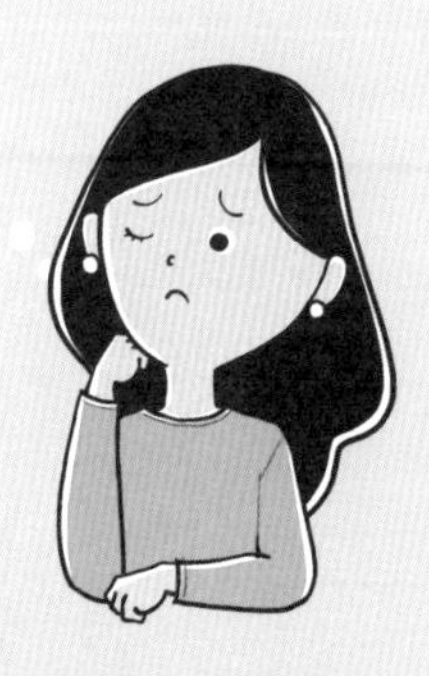

知識1☆莫名不舒服變多的原由

新冠肺炎後遺症之一，會讓你意興闌珊

所以然的不適症狀。一開始是遠距工作關係，可以不用再進辦公室，正好可以避開令人厭煩的人際關係，對這種工作型態挺開心不已，沒想到在家上班也是件非常累人的事情……

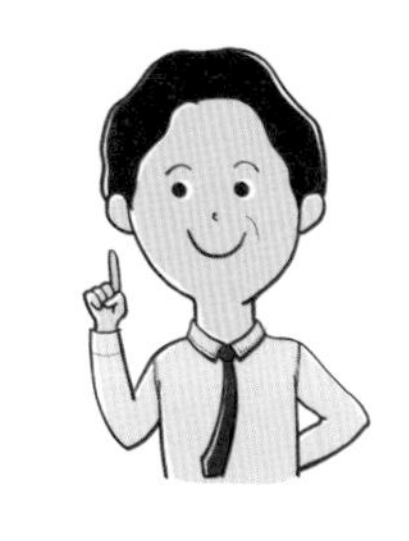

因爲新冠肺炎在全球的大流行，對我們的生活及工作造成了極大的影響與變化，導致身心失調不適的人變多了，這件事你知道嗎？

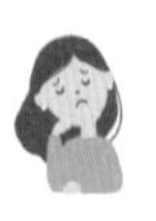

實際上，我自己也覺得有過那種說不出

我想**這是因爲工作模式變動過大，讓人感受到壓力**。遠端工作可以讓人逃離厭煩的人際關係，反過來看，是只有一人上班的孤獨，家裡充滿各式各樣的誘惑，又會讓你注意力難集中，這些不同以往的煩惱，或是情緒起伏的波動，紛紛冒出來。應該還有其他新冠疫情所帶來的改變，你有沒有想到什麼例子？

不能跟朋友約、不能隨意外出，還有因爲不能自由出門，乾脆也把化妝給省了。家裡連可以面對面說話的對象都沒有，一天下來沒開口說話，變得理所當然。**渾渾噩噩過日子，即使什麼都沒有做，也是會覺得疲累不堪**，這種感覺有增無減。

大家把不能外出視爲避無可避的常態，但有沒有想過那是想要**外出的意願消失**了。即使外出限制令解除了，去居酒屋的人還是稀稀疏疏。**爲了因應新冠疫情帶來的衝擊影響，使得自律神經跟著出問題的人**，一定也多了起來。

看來我也是自律神經失調的吧……有些以前很喜歡做的事情，後來也變得興致缺缺了。

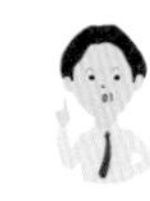

那樣想必很困擾吧。我們都是先**接受到感性的刺激，才會變得朝氣蓬勃**，但是在疫情大爆發的兩年間，變得較少外出，能讓人感動的事物跟著大幅減低。跟人之間的交流自然而然也變少，連控制表情的肌肉群都變得生澀僵硬。原本司空見慣的事物，竟變得如此陌生，冥冥中變成壓力來源，隨之而來的疲勞，情緒長時間陷入僵化等等，全和不舒服綁在一起了。

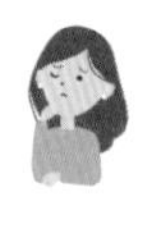

以目前狀態來看，應該要能立卽感受到壓力，該對它有些反應什麼的，但如今壓力卻像是得慢性病似的。

很有可能是因爲興致消退的影響，讓你對壓力的感覺也變得遲鈍了。

知識2 ☆ 了解自律神經的弱點

身上發生什麼變化，自律神經其實敏感得要命

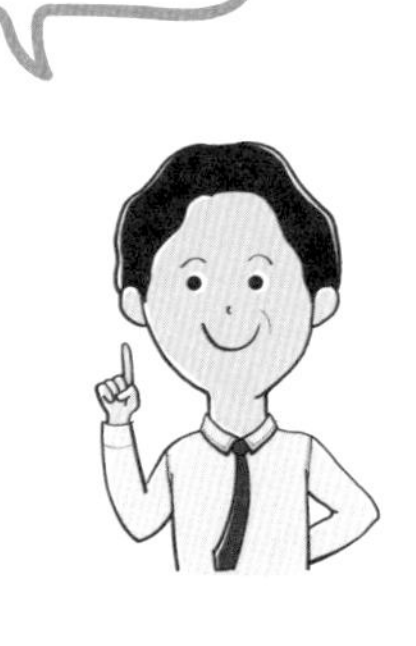

果然還是壓力啊，答案眞是不出所料。

是不是讓你聯想到受新冠疫情影響的生活、既有工作和人際關係問題就是壓力來源呢？但是，我們以爲是正向、好的變化也是會帶來壓力喔。比方說升學、

對了，自律神經會因爲哪些事情而紊亂失調呢？

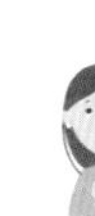

原因五花八門，不過最主要的，只有一個，那就是「壓力過大」造成自律神經失調。

就業、結婚、生子等會讓別人向你說「恭喜」的好事，也會爲生活帶來改變。遇到這些理當感到開心的時候，反而不知所然地倦怠迎面而來，或是有很長一段時間，胃會不舒服？

確實有發生過類似的情形。當時公司拍板定案人事，要調去心心念念的部門，自然是非常雀躍開心，但卻讓我難以入眠。一開始以爲是自己太過興奮造成，也有可能是我太淺眠關係，以致於晚上睡夢中會醒來好幾次。

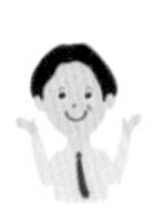

這正是生活的變動造成了自律神經失調。另外，說到變動，季節變化和自律神經失調也有關係。在日本，四季分明，然而近年來，明明是春天了卻還在下雪，夏天則是異常酷熱難耐，和以前比起來，氣候反而沒那麼穩定。昨天明明還很暖和，今天竟突然變得很冷，類似這樣的天氣變化，以及花粉症等等，都很容易會讓自律神經陷入紊亂。由於自律神經相當敏感，只要身體有一絲絲細微變化，就會有所反應。

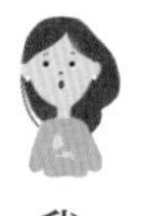

我是春夏之際的身體狀況往往比冬天時要來得容易出問題，難道……

有可能是自律神經失調了。不過話說回來，季節由寒冷逐漸轉成炎熱的交替過程，更容易讓自律神經產生紊亂。後續章節我會多做說明解釋，這裡要提醒的是自律神經與睡眠眞的關係匪淺。基本上我們睡覺時體溫會往下降，所以在寒冷的冬天會覺得很好睡，相反天氣變熱時，會覺得輾轉難眠吧？

雖然這樣講可能對身體不太好，但夏天若沒有開冷氣，我就難以入睡。

開冷氣睡覺並沒有什麼不好，所以不用太在意，不過，倒是要特別注意一件事情，那就是「溫差疲勞」。這是指溫差超過7度以上時，自律神經的活性會過高以致令人感到疲憊的症狀。所以要能聰明地使用冷氣來調節體溫是很重要的。

知識3☆年齡與自律神經活性有關

自律神經活性跟你一起慢慢變老

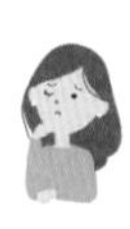

印象中是大概幾歲時，才有感覺到不舒服的呢？

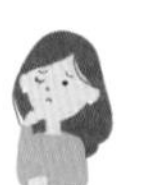

差不多是過30歲左右，就慢慢地有感覺到不對勁了。

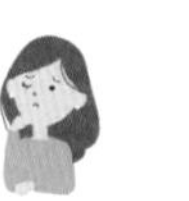

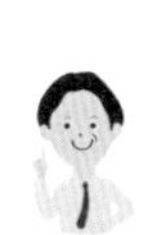

果然是這樣。其實，現在我們已經得知自律神經的活性機能會隨年紀增長而衰退，交感和副交感最協調的是十幾歲左右，過了30歲後，如果沒有採取任何對應，那麼自律神經的功能會在10年內下降15%。

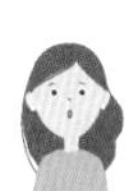

降低15%！下降的速度還真的挺快的耶。

每個人下滑程度當然會略有差異，不過平均男性在30歲左右，女性約40歲上下，會感受到體力逐漸下降，不舒服的狀況也會與日俱增。過去研究資料指出，**男性自30歲起、女性40歲後，副交感神經的活性會急速下降**。民間說的犯太歲、多災之年恐怕就是來自這個原理。年過30常突然喊生病就生病，類似像「畢竟今年是多災多難的一年啊」等等的話題也會增加不少，對吧。

或許以前的人經驗累積之下，摸清楚自律神經開始失調的年齡，才衍生出這樣的說法。不過，對於逐漸變得大齡，我們是一點辦法都沒有，面對自律神經功能的自然衰退，不也就沒轍了嗎？

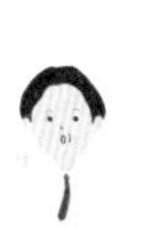

根據資料顯示，年齡增長只會讓副交感神經的活性急速下滑，在交感神經的部分，衰退倒是沒有那麼嚴重。也就是說，爲了常保健康，最重要的事情就是盡可能讓副交感神經的活性不要因年齡降低過頭。

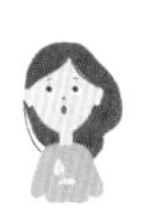

那麼，我們有可能在年齡增長情況下，防止副交感神經活性下降過快嗎？

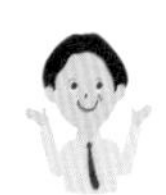

絕對是有可能的，**關鍵就在生活習慣、飲食，以及運動**。此外，壓力也是副交感神經活性下降的原因之一，只要能夠加以改善，那麼應該可以防範副交感神經的活性急速下降。

那太好了！剛剛聽到與年齡相關的事，瞬間還以爲沒救了呢。

坦白說，我個人也是在30歲左右開始感覺到莫名的不適。當下那個時間點，我已經察覺到自律神經的重要性，同時也做了不少研究，所以針對影響生活習慣等等的原因進行改善，直到現在都沒有再發生任何不舒服。

知識4☆ 即刻調整自律神經的方法

治療自律神經失衡，第一步先調整呼吸法

透過生活習慣、飲食和運動來改善前，關於自律神經的調整還有件重要的事，知道那是什麼嗎？

先前醫生有特別交代，是指改善血液循環嗎？

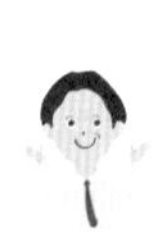

是的，沒錯。這麼說好了，**快速讓血液循環變好的方法就是深呼吸**。爲什麼呢，主要是血液循環與呼吸關係密切，當呼吸太淺，血液中的含氧量會不足，相對血液無法傳送到身體各個地方，若是情況長期持續下去，就會引發不適的

症狀，老化的速度也會變快。相反地，血液循環良好，自律神經整體協調的人，氣色看起來會非常好，肌膚及頭髮都會充滿光澤，壓根無懼年齡問題。這樣的人看起來精神奕奕，性格也相對沉穩冷靜。深呼吸是一件非常容易做到的事情，只要記得做就可以了，所以無論如何請務必放在心上。

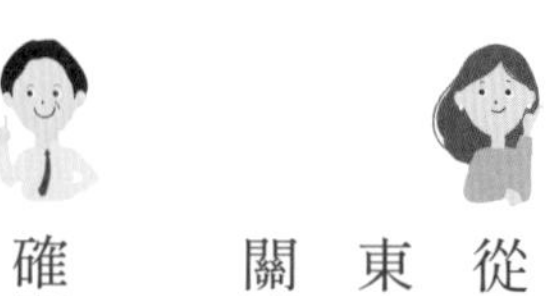

從我周遭的人來看，住在鄉下的友人跟東京朋友相比，要沈穩許多，難道其中關連性也是因爲這？

確實有這可能性。根據我的團隊所做的研究，自律神經的總功率數值最高的地方是「四國」。深入分析四國的情況，發現那是一個不容易讓自律神經失調的溫暖地區，而且犯罪率又低，所以我想能否「安心過日子」也是非常重要的關鍵。

哇！不就是說我們居住的地方也會造成影響，是這意思吧。

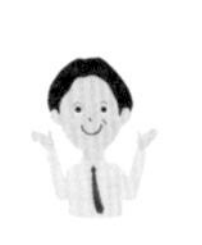

根據剛剛提到的研究結果，比起其他區域，關東地區感到疲勞的人數偏多是不爭的事實。綜觀日本全區，交感神經活性強的人比較多，當中又因爲關東高樓

大廈林立、工作節奏快速，且人們又經常承受壓力，以上種種日常光景就是讓交感神經一直處於活躍的原因。

嗯嗯，這樣有些懂了……。每回到鄉下去旅行的時候，總會覺得時間滴答滴答流逝的速度跟平常很不一樣，心情上也不會有焦躁不安的感受，更重要的是可以睡得很好。

方才也說過，不只有呼吸重要，睡眠也是頭等要緊。過去「睡眠負債」一詞，就曾登上年度流行語排行榜，再說了，**受到睡眠負債影響，首當其衝的就是自律神經**。所以別再講要熬夜，得要來好好調睡眠品質。

知識5☆ 女性身心健康與自律神經

女人終其一生，受2種女性荷爾蒙影響

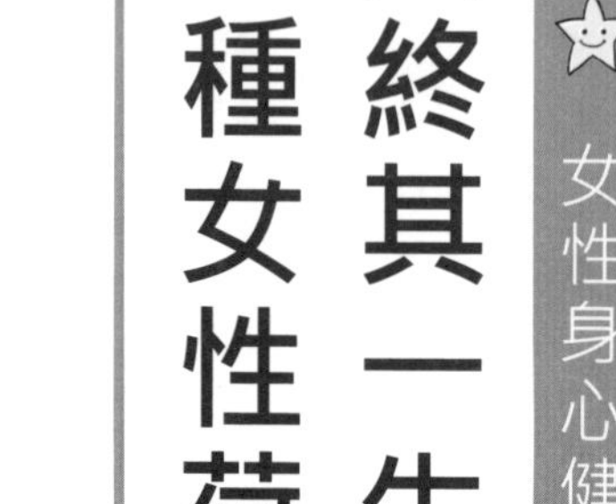

女生和男性比起來，在情緒起伏上明顯比較激動些，健康也很容易出問題，這也是自律神經帶來的影響嗎？

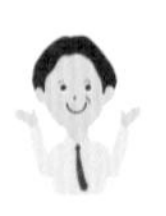
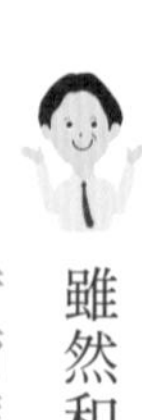

雖然和自律神經脫不了干係，不過**女性荷爾蒙的影響還是比較大的**。女性荷爾蒙主要有「雌激素」及「黃體素」，這兩種荷爾蒙對女生身心都具有很大的影響力。前者是讓女性擁有圓潤的身材，促進排卵、爲身體創造容易受孕的條件等，後者則是幫助子宮內膜調整至受精卵更易於著床的狀態。女性荷爾蒙會和月經連動，年過40歲後，女性荷爾蒙分泌量會漸漸衰減，而**和分泌量息息相關的，非自律神經莫屬**。

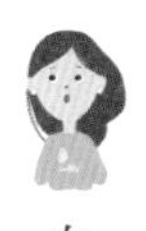

自律神經跟荷爾蒙的分泌量有什麼關聯性呢？

女性荷爾蒙的分泌與否，是由大腦的下視丘下達指令來決定，而事實上，下視丘也是自律神經中樞，所以兩者很容易相互干擾，只要有哪一邊失去平衡，另一邊也容易受到波動牽連，隨即跟著亂了套。

意思是**女生生理期報到之前，會感到焦躁心煩，一旦壓力纏身，導致月經往後延甚至沒來**，很有可能就是因爲如此。

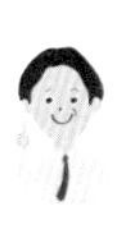

這的確是自律神經失調導致女性荷爾蒙紊亂的典型案例。另外，**女性在生產後，會陷入焦慮，遲遲無法走出，也就是所謂的「產後憂鬱」**。據說這也是和女性荷爾蒙分泌量減少，以及自律神經失調有關。日常生活會因孩子出生報到，發生翻天覆地的改變，這正是自律神經最大的天敵。沉重的壓力、脫序的生活，加上隨之而來的老化，種種因素相互加疊起來，於是造就了產後憂鬱。

這樣的狀態可以說是把所有讓自律神經失調的條件都匯聚在一起，但反過來看，要是能把自律神經調節好，就可以避免荷爾蒙減少所引發的不適了。

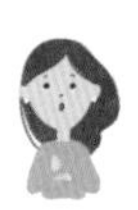

我的母親深受更年期障礙所苦，請問醫生，更年期也是荷爾蒙及自律神經兩者的失調所造成的嗎？

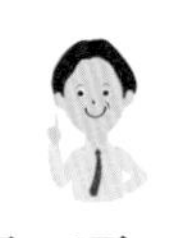

更年期障礙／症候群確實也和這兩者有關，所以容許我在後面篇章再做詳細解說。**雌激素與黃體素兩大荷爾蒙所帶來的影響會伴隨女性一生**，因此無論走到哪個人生階段，只要感到不舒服，一定要意識到一件事，要照顧調整好自己的自律神經。

知識6 ☆ 更年期障礙與自律神經

如果自律神經有調好，更年期障礙也會緩解

那麼，我們接著來談談更年期障礙和自律神經的關係吧。相關症狀主因是年齡增長，導致先前提到的「雌激素」分泌量急速下降造成。舉凡容易疲倦、焦躁心煩、熱潮紅、沮喪或不安等等都是更年期可能出現的症狀，不勝枚舉，不過

我認爲這些症狀基本上是自律神經失調所引起的。

什麼！兩個都在講一樣的事？但自律神經失調應該不會只發生在更年期女性身上吧？

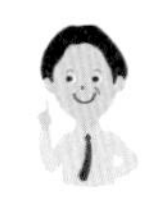

只要是隨年紀增加，任何人都會面臨女性荷爾蒙分泌下降的問題，然而有些人會強烈感受到更年期症狀不適，也有人絲毫不受影響。實際針對更年期症候群較爲嚴重的人進行檢測，這才了解到原來他們的副交感神經活性始終偏低，也就是典型的自律神經失調。

總之，女性荷爾蒙下降是每個人都會遇到的自然現象，但只要把自律神經調整好，就不會產生身體不適的狀況，這麼說沒錯吧？

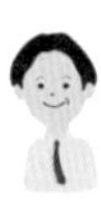

大致情況是指**血管的收縮**。一旦自律神經失調會讓血液循環變差，身體各臟器器官機能也變得低下，體溫的調節也會變得困難，所以會出現熱潮紅，身體也容易喊累。更糟糕的是，無論自己休息了多久，沉重的疲倦感都還是難以消除，人也會跟著陷入憂鬱之中。總之，不管是更年期症候群，或是自律神經失調，**倘若不能透過有效提升副交感神經的活性來調整自律神經，那麼這一切就無法獲得改善**。

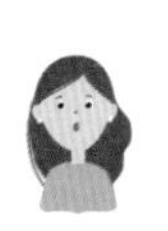

也就是說，任何人都有可能會遇到自律神經失調所造成的身心不適，但女性因爲還會受到荷爾蒙影響，形同是雙重打

擊，對嗎？

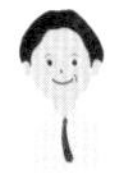

是這樣沒錯。正因爲荷爾蒙分泌量急速下降是老化常見的症狀之一，所以才會用更年期障礙來爲它命名。

那麼，若是能將自律神經調整好，就沒有必要特別針對更年期障礙進行治療了吧?!

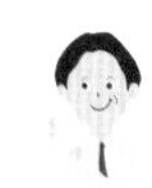

這不太能概括而論。治療更年期障礙，其中一個常見的方法，就是爲患者補充荷爾蒙，只是目前仍有不少人會擔心藥物的副作用。我的建議是，一旦懷疑自己可能自律神經失調了，請務必思考如何去做調整，若有必要，那麼到醫院與專業的醫生討論荷爾蒙療法也是一個不錯的選擇。

知識7☆ 中年男子不適症也是更年期？

不只女性，男人也有更年期障礙

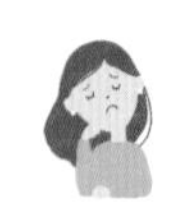

女生一輩子都會受到荷爾蒙的影響，還有更年期問題，都覺得生為女生，活著好累，太難了。

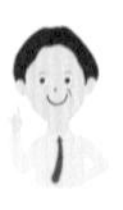

其實，**男生也會有更年期障礙**的呀。

是這樣嗎?!但是男生應該和荷爾蒙無關吧？難道又是自律神經？

不是這麼說的。男性和女性同樣會受到荷爾蒙及自律神經兩者的影響。**男性主要的荷爾蒙是睪固酮，它能幫助強化**

肌肉、打造結實體型，好雕塑出男性雄風。沒有停經問題的男性，會進入睪固酮分泌衰退期，但從何時開始，各種說法不一，沒有絕對值，不過一般認爲差不多都是從40歲之後開始急速下降。當然，**睪固酮的分泌與自律神經的調控也是息息相關的**。

那麼**更年期症候群並不是女性專利**囉……。男性的症狀會跟女性一樣嗎？

是會有焦慮心煩、變得憂鬱、難入眠、體力下滑等等症狀層出不窮，不過儘管男生有察覺到這些徵兆，會把它聯想成是年紀大了造成，會有也不能對它怎麼樣的想法。我想這或許就是多數人會認定更年期症候群只會發生在女性身上的主要原因之一。值得注意的是，男性多半忍着過去，或是等它自己慢慢消失，但症狀很有可能逐步惡化。

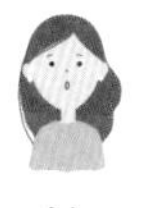

的確，應該沒有一個男人會想到自己被列在更年期症候群的候選名單中。絕大部分的人想必不清楚原來男性也會有這問題……

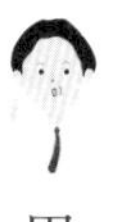

畢竟這也是近期才受到證實，所以還沒開始鋪天蓋地的宣導。前面也有說過，

我在邁入更年期，大概45到55歲之間，並沒有感到任何不適，我想主要原因是我從30歲左右就開始研究自律神經，同時爲了不讓自律神經失調，非常重視生活習慣及飲食內容，能有這樣的結果，我個人頗自以爲傲！因此我特別建議因更年期障礙感到困擾的男性們，要有調整自律神經觀念。

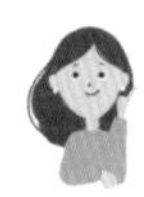

也就是說現在開始調整自律神經的話，有機會能緩和更年期障礙症狀。意卽，輕鬆度過更年期的秘訣，就是要照顧好自律神經！

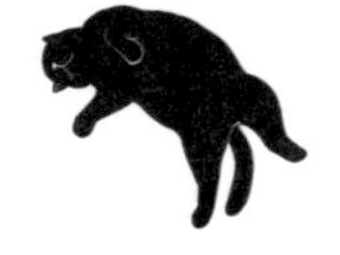

知識8 更年期障礙的治療法

如果出現更年期症狀，吃中藥也有效

雖然很清楚自律神經協調的重要性，也有去做，但還是有可能會在更年期症候群併發的時候感到極度不適，這樣的話該怎麼辦才好？

建議**女生到婦產科，男性則是泌尿科掛號諮詢治療**。近來「**更年期門診**」**有增加趨勢**，所以無論如何，先找專業的醫生諮詢看看吧。就像我前面所講的，補充荷爾蒙是一般常見的療法，但實際的治療方針還是會因爲症狀或醫生的不同而有各式各樣的選擇。

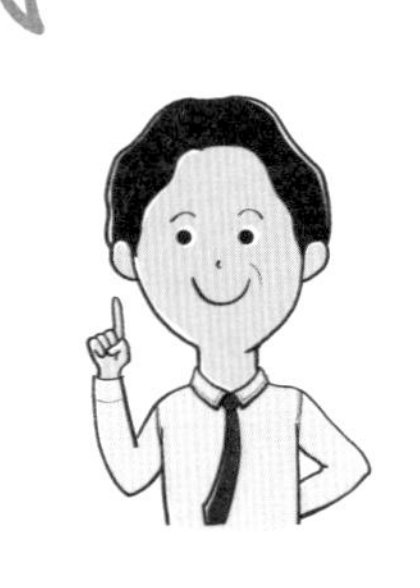

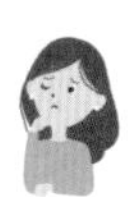

小林醫生您有說過藥物或荷爾蒙治療有可能會伴隨著副作用，對吧？所以目前沒有其他療法可避免產生副作用的嗎？

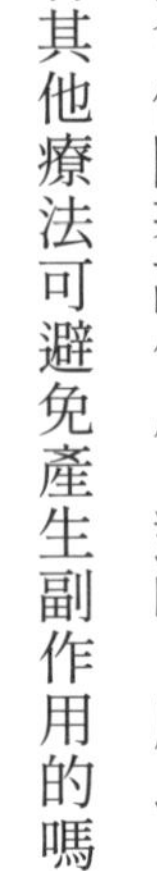

如同沒有專對新冠後遺症的治療藥物，解決更年期障礙的特效藥也不存在。不過能對應症狀加以緩和的漢方中藥，倒是另一個可行的方法。因爲中藥的作用是引出身體本身的自癒力，不容易產生副作用。

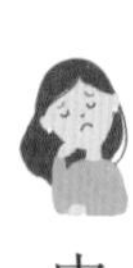

中藥啊……我聽說是不錯，但就是有個又苦又難喝的刻板印象。

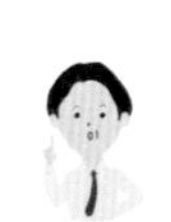

那很有可能是服用到跟自己的體質不合的中藥。即便症狀相同的人，給的中藥處方也會有適合或不適合的情況發生。在中醫用語裡有提到**辨証論治**，依不同人的狀態給藥，如果吃中藥時**覺得甘甜好入喉，就表示藥方與體質相符**，反之，感到味苦難耐的話，就是藥方不適合該體質的證明。雖然是這麼說，這邊還是來介紹幾帖能夠有效改善更年期症候群的代表性中藥藥方，供給大家多多參考。

【治療更年期障礙　常見中藥藥方】

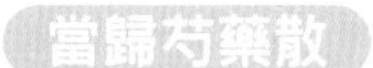

主要功效：調和滯血促進血液循環，讓身體回溫。

主要適應症：畏冷、肩頸僵硬、暈眩、水腫等。

加味逍遙散

主要功效：護「肝」、調整自律神經，以及改善血液循環的異常症狀。

主要適應症：畏冷、熱潮紅、焦慮心煩、失眠、心神不寧等。

桂枝茯苓丸

主要功效：改善血液循環、提升肌肉的新陳代謝。

主要適應症：盜汗、嚴重的肩頸僵硬、全身疲乏、熱潮紅等。

知識9  壓力是大魔王

年輕女性也有更年期障礙?!

果然隨著年齡的增長，身體陸續出現各式各樣的問題呢。

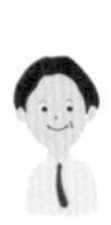

近期也是有聽到**年輕女性出現類似更年期症候群的症狀**。經過調查發現，確實有30幾歲或是20多歲女生的「雌激素」分泌量減少案例。畢竟女性的荷爾蒙是從卵巢分泌而來，很難想像20幾或30幾的女性會有卵巢荷爾蒙分泌減少問題……。然而，若是從卵巢與自律神經之間的關係來解讀，結果會是如何呢？還記得自律神經最大的敵人是什麼嗎？

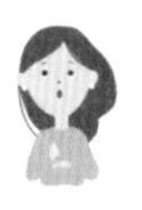

當然記得，就是過大的壓力。

沒錯！罹患早發性更年期障礙的女性，在大多時候承受極大壓力，最重要的是，**卵巢對壓力也相當敏感**。

也就是說，高強度壓力會讓卵巢機能受損，進而讓女性荷爾蒙分泌減少，同時誘發自律神經失調嗎……？

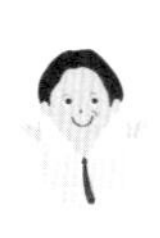

這個可能性頗大。不過，如同前面所說，並非所有女性都會因爲荷爾蒙的減少而有更年期障礙，而且即便年輕女性當中有承受高壓的，也是會有的人出現症狀，有的無感。

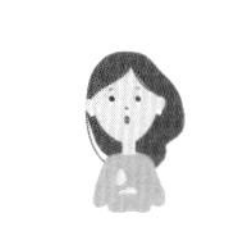

照這麼說來，年輕女性的早更症狀和自律神經有密不可分的關係。所以，**自律神經不會因年輕就沒有調整問題**。

不只是早發性更年期障礙，近年來甚至還有**小學高年級生和國中生深受「起立性調節障礙（OD，Orthostatic Dysregulation）」的困擾**。早上因爲暈眩下不了床、爬不起來，好不容易踏出了家門，也會在頭痛或肚子痛的襲擊下變得寸步難行。

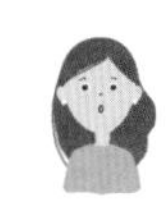

不想去上學而已吧……？

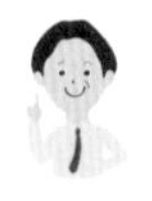

並不能全這麼說。基本上**年紀愈輕，自律神經的自我修復能力就愈強**，所以過去可能僅有一成的國中生會有相關症狀，然而近年來因爲生活習慣的快速轉變，受影響的比例也就跟著逐漸增加，追根究柢，還是出在自律神經失調。

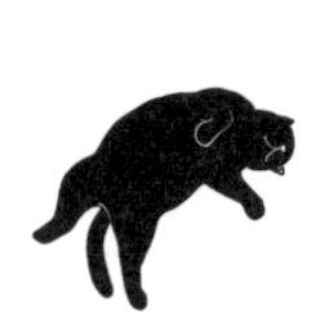

知識10☆生病不分名人或素人

自律神經失調，每個人都可能會得到

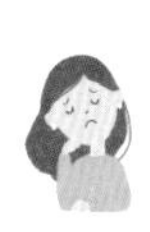

你有沒有覺得，最近有不少藝人、運動選手、藝術家等等，不約而同發表爲了身體休養，暫時要中止活動的言論？

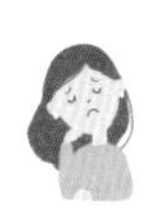

對啊，我喜歡的偶像也宣布要休息一陣子，SNS社群平台上擔憂的言論滿天飛，連我也是感到憂心忡忡的。

應該會忍不住心想，明明看起來非常健康啊，到底是發生什麼事了？運動選手也是，明明到昨天爲止都還在賽事上活躍著的呢……其實只要仔細看看官方公告或新聞報導的內容，就會發現「**自律神經失調**」這個關鍵字頻繁出沒。那些必須拋頭露面的公眾人物，平常會以陽光開朗的形象跟大家見面，但私下過的生活卻是毫無規律，緊張及壓力更是如影隨形，所以自律神經失調的可能性非常大。

自律神經失調的人會有什麼特徵嗎？

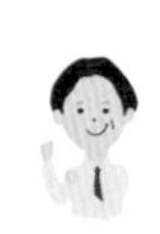

愈是努力型的人愈要注意。特別是演藝、運動選手、藝術家等等，工作上無法由他人替代的，很有可能會出狀況。爲了回應粉絲們的期待，他們絕大部分都是每天不斷努力付出，成爲嚴以自律的斯多葛派。即使身體有些不舒服，他們大多也會置之不理，堅持撐過去。到最後事態緊急，身體突然動彈不得或是突然發不出聲音之類的，這是因爲他們的身體系統已然在不知不覺間走向崩壞邊緣。

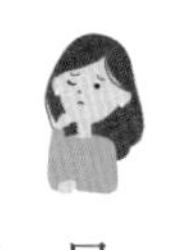

是喔……最近我的偶像的確很忙的樣子……

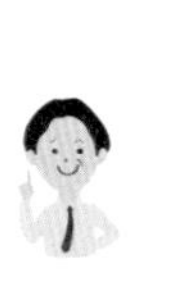

事實上這種情況並不是名人限定，由於在日本文化奉行「堅毅不屈」的完美品格，因此我認爲跟名人們一樣**對自己太**

嚴謹、身體開始崩壞，卻絲毫沒有察覺健康亮起紅燈的人一定非常多。

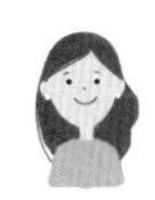

說穿了這樣的日本文化有它值得讚許的一面，但要是爲了嚴守紀律而搞壞了身體，就完全沒意義了呀。所以我想，就算不把自己柔弱面表現出來，一再忍耐，自己也要清楚當下的身心狀況，同時持續跟自己內心喊話，這是很重要的事情。

沒有錯。我在前面曾提到運動對調整自律神經的重要性，然而每天執行運動訓練且從不間斷的人，依舊有可能患病，所以才會說，自律神經失調是每個人都有可能罹患的疾病。希望每個人都可以在日常生活中多多關注自己、重視自己一些。

知識11☆負面情緒的連鎖效應

自律神經失衡也會波及到周遭親友

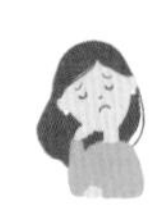

受到新冠疫情的影響，我開始待在家裡足不出戶，結果不僅跟工作夥伴之間變得生疏，就連原本可以暢談心事的閨蜜，關係也變得不太好。這種令人感到憂煩的情況總是一而再、再而三發生……

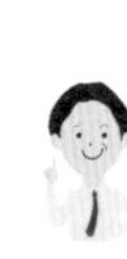

這是因爲你的**自律神經失調關係，讓周遭人掃到颱風尾了**。

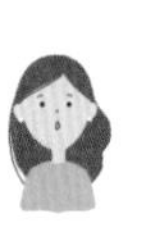

原因是出在我身上？我還以爲是因爲現在的大環境相當惡劣，所以會有那些狀況也是無可奈何的事情。

跟身旁的親友發發牢騷、說說煩心事，當然是一種舒壓的方式，但要是雙方彼此處於低落的狀態，可是會觸發負面情緒的連鎖反應。根據研究，負面情緒會轉化成壓力，當愈靠近壓力沉重的人，自己的交感神經活性也會大幅提高。如果你自己已經常感到焦慮心煩，對時下環境現況有諸多不滿與批評，那麼周遭的人想必也同樣會感受到壓力。

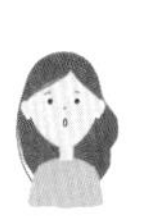

意思就是，**我的情緒波動會導致工作夥伴或親友的自律神經失調**，難怪總覺得沒辦法跟大家好好相處！

我以前也曾每天心浮氣躁、怒氣沖沖，無論做任何事情都無法順順利利，結果反而吸引更多會讓自己感到煩悶的事情發生。周遭的氛圍都跟著緊繃起來，也讓我的周邊情況愈來愈糟。現在回想起來，深刻反省當初自己真的做了很多不好的事情。直到我開始研究自律神經之後，**慢慢地重新認識自己，一切才有了轉機**。

嗯嗯，還眞是忠言逆耳啊。不過我也希望自己可以做出改變，好能夠擺脫現階段這狀況。

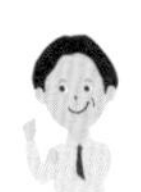

要解決現況有一個辦法，就是好好運用自律神經調整術。如此一來，陷入低潮的情況會開始減少，你會發現自己又可以專注傾聽朋友的煩惱，而且還會帶給周遭的親友良性的影響。

原來如此，所以我到目前爲止都在逆風行事啊。沒想到把自律神經調節好，不僅對自己有益，就連身旁的親友也會跟著受益！那我得要趕快把調整的方法學起來！

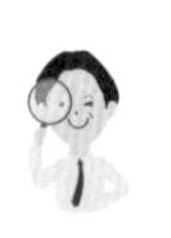

說得對！趕快拿出勇氣，好好地重新認識眞實的自己吧。只要開始進行調整，所有事情一定都會往好的方向發展。

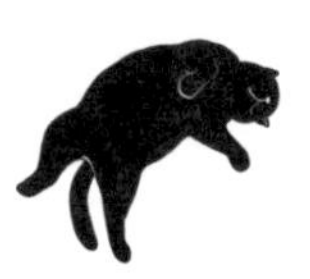

知識12 比高級化妝品更好用

看起來年輕有活力，自律神經肯定有平衡

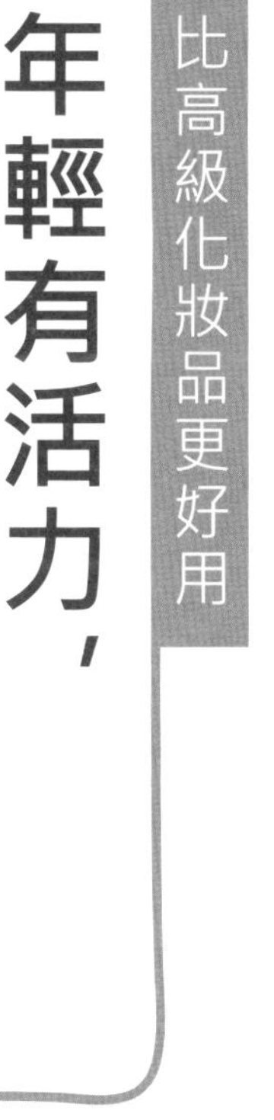

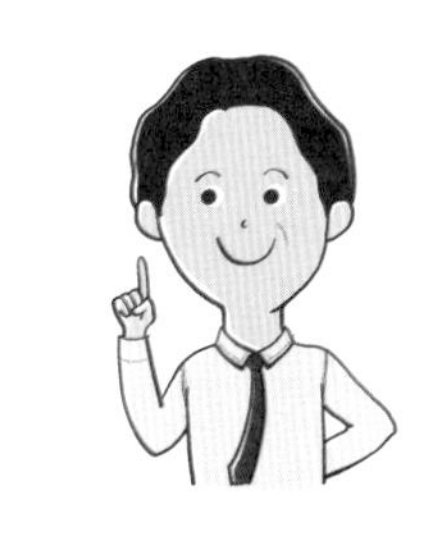

會老得快，基本上就是因爲自律神經長期失調，交感神經的活性一直處於高強度的狀態，導致慢性疲勞、肌膚粗糙，並且時不時會有「眞的老了」、「以前不是這樣的」之類的感嘆。先前我也說了，假如**沒有好好拿出對策的話**，**自律**

醫生，剛才你有提到**自律神經調節平衡的人，無關歲數，外表看起來都會很亮麗、讓人行注目禮**那種，關於這一點可以做更詳細說明嗎？

首先，爲什麼會說隨著年齡增長，我們

神經機能就會以每10年下滑15%的速度持續衰退下去。

是，我記得。而且說實話，聽到這個說法的當天，剛好是我的生日，眞是嚇死我了。

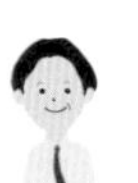

自律神經失調會讓血液循環變差，這點我想你應該非常清楚了。**血液循環不好，我們的身體同時隨著老化。**

一起老化……光聽就讓人感到害怕。

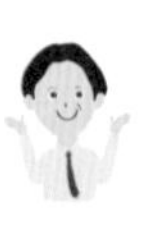

但是，只要能調配好自律神經，那麼血管的收縮（交感神經主導）及擴張（副交感神經主導）就會搭配得非常好，老化也就沒有可趁之機了。血液流通順了，日常攝取的營養就能藉由血液平均地傳送到身體的各個部位，也可順利排出體內老舊廢物。脂肪也不容易囤積，多餘的東西會被排除。**身體常保鮮活有元氣的狀態，外表看起來自然就會是年輕有活力的樣子。**

印象中女性老化速度比較快，這是因爲荷爾蒙及面對不同人生階段變化帶來的壓力所造成的嗎？

也不是都這樣。不過，我認爲比起男生，即使自律神經嚴重失調時，女性自我的修復能力較強。這可能是因爲女生在身體和人生階段發生變化的時候必須要有隨機應變的能力，好應付自己的身體變化，以及身旁的人事物變動，在這樣的情況下，自律神經的調節也變得容易許多。如果能擁有快速復原的能力，是可以有效防止老化。

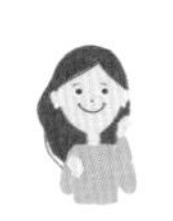

那我安心多了。現在更加體會到自律神經及血液循環的重要性。

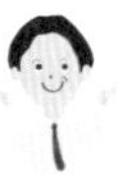

還有一個重點，那就是笑容。無論外表看起來有多年輕，如果經常皺眉頭，看起來也不會多美。因爲笑容有讓呼吸變得安定的效果，所以，無論何時何地都要記得笑顏常開，這也是青春永駐的秘訣之一。

第2章

不知怎的有點不舒服是自律神經在作祟

明明沒怎樣，卻總覺得哪邊不太對勁，這種謎般的不適感，會是自律神經失調造成？

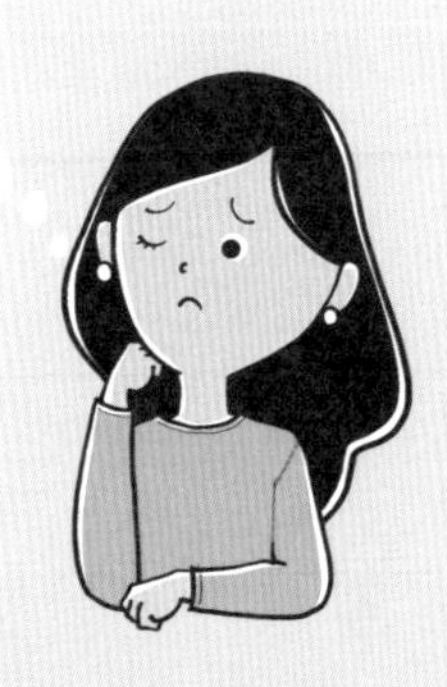

「身體哪怪怪，但還不到去醫院程度」是失調最早發出的信號

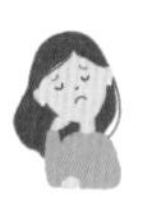

最近不知怎地總覺得很容易累，也會時不時陷入低潮，內心總焦慮不安，原本認爲是新冠疫情爆發後，大環境變化過大導致，大家應該有類似的感受，所以沒把它特別放心上。不過，現在我知道這些狀況的來龍去脈，是出於自律神經失調。

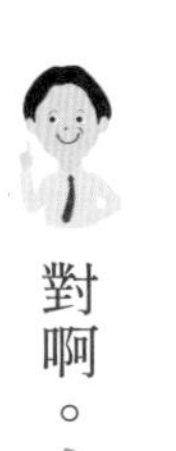

對啊。**會「不知怎地、莫名忽來的」，其實是判斷關鍵**。比方說失戀了，會令

你情緒低落，或是吃壞肚子導致不舒服，原因都是顯而易見的。但若是**找不到任何主因，身心狀態卻一直不對勁**，那麼就很有可能是自律神經失調了。

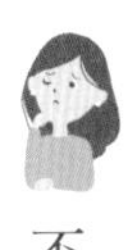

不過，**那些症狀還沒有嚴重到需要去醫院看病的程度**啊。

畢竟還只是「身體有點怪怪的」程度而已對吧。但是，對現在感受到的不適，如果一直置之不理，很有可能會發展成意想不到的疾病啊！2019年岡山大學與國立研究中心共同組成研究團隊，他們發表的研究成果，就是自律神經對癌症生成帶來的影響。

關於引起癌症原因目前已知的有抽菸、喝酒、生活習慣等等，沒想到自律神經也是其中之一。

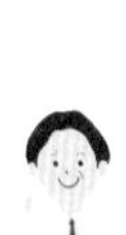

在開頭的序章有提到改善血液循環可以提升免疫力，也不容易生病，不過，兩者之間的關聯性不僅止於此，像是**在壓力的催化下，交感神經會變得緊繃，這也有可能會刺激腫瘤的生長**。總之，自律神經失調、免疫系統崩壞，身體就很難戰勝癌細胞。當然，受到影響的疾病可不是只有癌症而已，包含前面提到的自律神經失調症、神經性胃炎、腸躁症、梅尼爾氏症、過度換氣症候群等，光是目前已知疾病就已經列舉不完了。

「莫名感到不適」眞的就是身體最一開始發出的求救信號。

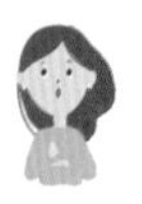

很多人平常都有過莫名疲倦，兩、三天之後便不藥而癒，恢復日常，但還是會擔心有沒有慢性疲勞的可能，有建議這樣的情況維持多久，才需要到醫院去看診確認呢？

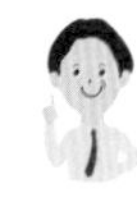

請以兩周作爲觀察基準，單純的疲勞只要休息就能消除，但若是持續兩周以上不適，就表示身體有哪個地方出了什麼問題。守護健康的重要之「鑰」就是把自律神經調節好。

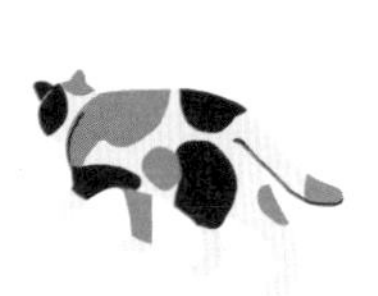

知識2 因為症狀常見就不管了，是不對的？

出現頸肩僵硬、便秘，也是自律神經在示警

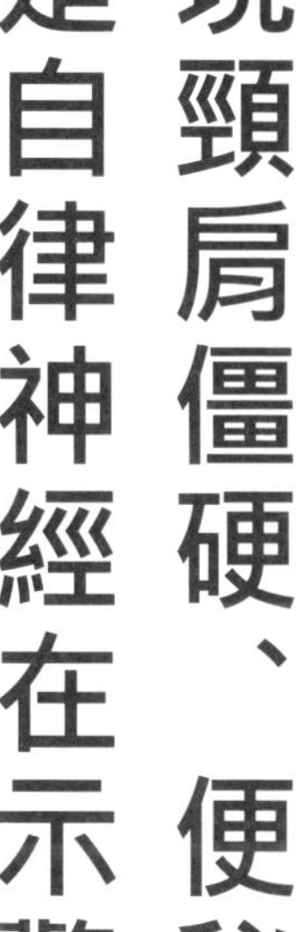

還有什麼症狀會讓人覺得「這竟然也跟自律神經有關」？

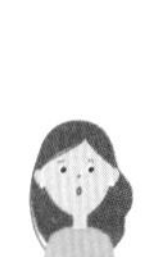

有啊，就是**肩膀僵硬和便秘**。兩邊症狀都不會讓人聯想到生病，但長期下來的慢性病症狀還是讓不少人大感吃不消。

什麼！我兩個都有……。不過，無論是肩頸僵硬或是便祕，多數人應該已經很習慣，當成家常便飯了吧？

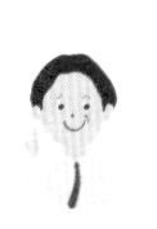

前面再三強調自律神經一旦失調，血液循環就會變差，血管若是變得緊縮，不

僅血液的流動性會變差，而且還會變成濃稠狀，品質當然也會下滑。試著回想一下，當妳去按摩的時候，是不是常會被說身體有「瘀血堵塞」的情況？肩頸僵硬就是最典型的例子。

我便秘也是很嚴重，這也跟血液循環有關？

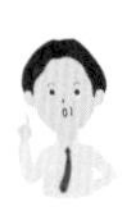

相關便祕話題會在下一章節有詳細解說，總之問題就出在自律神經失調所引發的**大腦及內臟器官損傷**，畢竟所有的一切都是由自律神經在控制，所以也沒什麼好感到意外的。

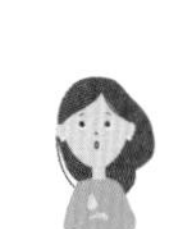

我感到有些不安了呀……還有其他的症狀嗎？

症狀還真形形色色一籮筐，但大致上可分成「心理方面的不適」與「身體方面的不適」，接著就來介紹兩種類型之中包含了哪些病症。

【自律神經引發的不適】

心理的不適

不安、焦慮心煩、情緒不穩、集中力低下、失眠等。

身體的不適

頭痛、暈眩、氣喘、肌膚粗糙、倦怠感、畏冷、手腳發麻等。

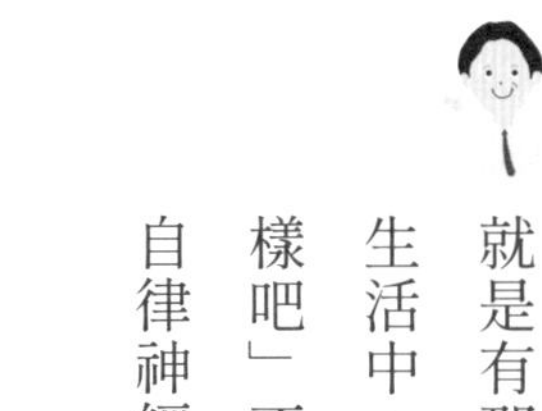

就是有那麼多病灶，而且都很常出現在生活中，然而多數人總是「算了，就這樣吧」不以爲意的帶過，但這些全都是自律神經已經失調所釋放出的警訊。

也就是說，把這些常見的症狀放著不管，是一件相當危險的事情，我會牢記在心的。

因爲有可能會引發動脈硬化、腦栓塞、心肌梗塞等疾病，所以當自律神經發出信號時，一定要有所警覺，並且積極處理。

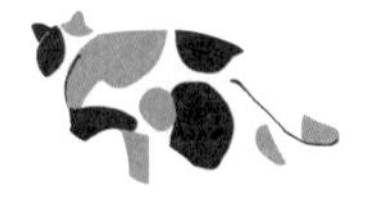

知識3 流這些汗不正常

自律神經有平衡，減少流手汗、腋下出汗、冒冷汗等問題

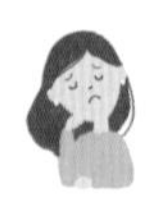

聽了醫生所說的內容之後，我從剛剛就一直冷汗冒不停。

太嚇人了是嗎？不過我必須聲明，**不停冒冷汗是自律神經正陷入紊亂失衡狀態**的證據。

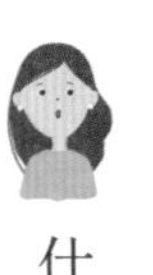

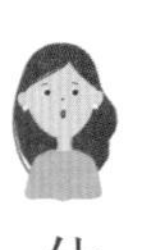

什麼？但是流汗是自律神經可以游刃有餘、自由操控的機制對吧？我正在冒冷汗難道不是因爲有這個必要才流的嗎？

確實是感覺到熱的時候，爲了調節體溫，自律神經會自行運轉讓身體有出汗動作。不過汗**也有分緊張、感到不安或是興奮時候流的汗，這些和體溫調節無**關，對吧？

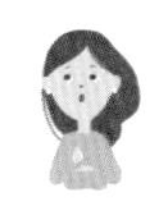

我現在的狀況正是如此，因爲聽了疾病相關的話題，感到恐懼不安。

沒錯，這種不安情緒會轉化成壓力才會冒冷汗。平常流點冷汗不會帶來什麼大問題，但是當汗水是從各個不同的地方不斷冒出來，那會變成小缺陷，影響到正常生活。像是狂流手汗，碰到的書會溼答答，甚至腋下汗流個不停，把衣服都弄濕了。

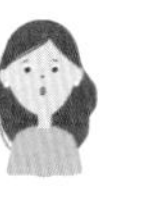

這應該是俗稱的多汗症吧？

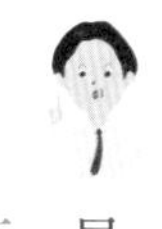

是的，多汗症患者會全身不停冒汗，如**若僅是從手心、腳底、腋下與頭部等處流汗，很有可能是自律神經失調導致出汗異常**。

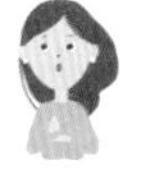

平常不易流汗的地方還是狂冒，很有可能是自律神經失調。這常識受教了。我自己也是個腋下出汗相當嚴重的人，所以直到現在都會使用止汗劑或腋下貼，

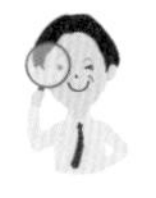

只是我真的從沒想過這會是自律神經失調所帶來的影響。

如同前面所說，諒必有許多人會自認爲「不過就是流汗罷了」，擱置旁邊不以爲意，但要是局部的多汗症嚴重到影響生活的品質，那麼盡早到醫院接受診療還是比較好。

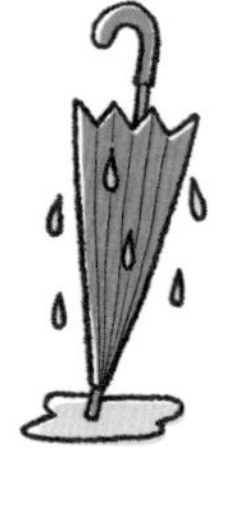

知識4 從熱情到無感

對喜歡的東西提不起勁，那就是自律神經調節力變弱

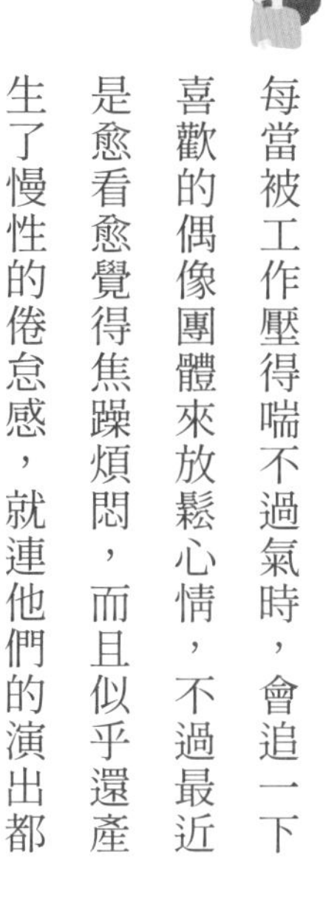

每當被工作壓得喘不過氣時，會追一下喜歡的偶像團體來放鬆心情，不過最近是愈看愈覺得焦躁煩悶，而且似乎還產生了慢性的倦怠感，就連他們的演出都不想看了。

那只是單純喜好變了吧？（笑）

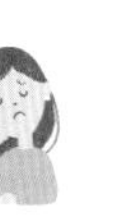

才不是呢！一直都很喜歡他們，我的心都掛在他們那。明明不管碰到多麼討厭的事情，只要見到他們，我就能夠充飽電，能量滿載的，現在卻……

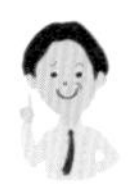

照你說的，很有可能也是自律神經失調所引起的喔。

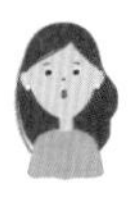

又來了！可以把原本喜歡的東西變得不喜歡，失去對它的熱度，自律神經眞的太可怕了……

再複習一下即便自律神經崩壞，多數情況下還是可以在短的時間內恢復平衡。但是，如今的自律神經失調已經變成慢性，回復機制應該也無法正常發揮，變得不管用。以我的經驗而言，**自律神經一旦失調，即使做自己喜歡的事情，同樣不可避免地落入鬱悶之中。**

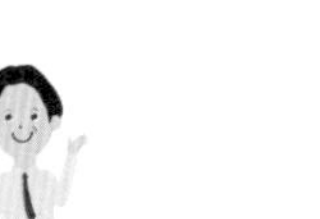

原來醫生也有相同的經驗。不過，這到底是怎麼回事呢？

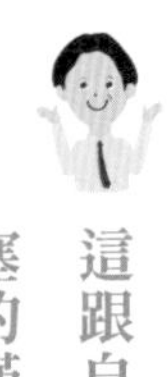

這跟自己喜歡與否無關，而是身心都被塞的滿滿，根本沒有任何餘裕。當時的我可以說是非常喜歡自己的工作，喜歡到連周遭的人都覺得訝異的程度，隨著日漸繁忙，陸續出現頭痛、感冒等等的症狀，健康狀況崩壞的次數逐漸增加，精神方面也一直處於焦躁煩悶的狀態，即使放假時有好好休息，依舊感到疲憊不堪。某周日傍晚，聽到一首熟悉曲子，整個人變得超提不起勁，心情低落鬱卒。

是星期一症候群吧，常聽到有人這麼說。

是啊。在那之前，從來沒有過會那麼討厭自己的工作。不過後來因爲持續研究自律神經，終於清楚了解儘管是做自己熱愛的工作也是會讓你心情鬱悶，原因就是受到自律神經的平衡狀態崩壞影響導致。

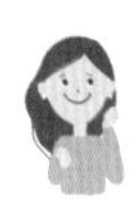

連喜歡的東西也有可能變得厭惡嫌棄……不想脫粉討厭我的偶像，我得趕緊趁早調整自律神經。

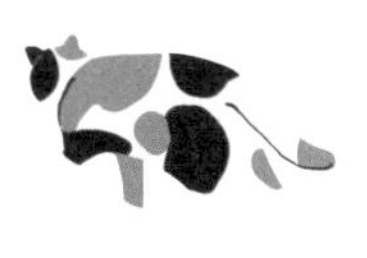

知識5 睡眠與自律神經

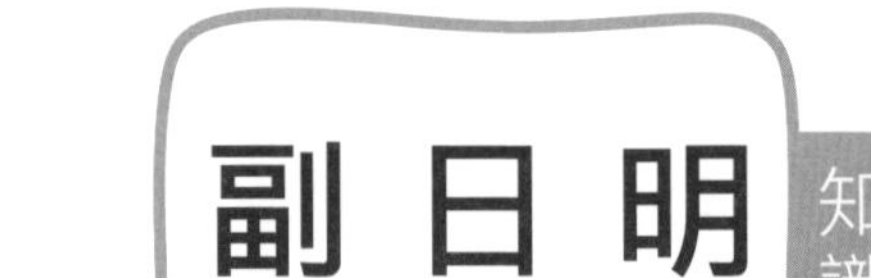

明明想睡卻睡不著，日子一久會讓副交感神經回復機能變糟

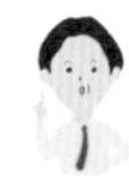

冒昧問一下，你平常睡得好嗎？

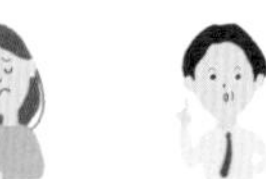

唉呀！其實我的睡眠品質向來不太好，常常會在睡不著的時候，藉著喝酒，酒精的催化來幫助入睡，當然這肯定不是什麼好習慣吧？

是的，睡前有喝酒的話，會讓睡眠變得很淺，即便你覺得應該有睡著了，實際上是沒睡到。其實很早之前，醫界就有研究指出失眠、難入睡、淺眠等的睡眠障礙，是最容易辨別自律神經失調的症狀。

啊啊，果然是這樣……很多人都會這樣吧，白天的時候明明睏得要命，拿自己一點辦法也沒有，一到晚上精神抖擻，睡不著覺。每天都會催促自己要早點上床睡覺，但是愈催愈焦慮，愈是睡不著，整個人超清醒，總之就這樣變成惡性循環。

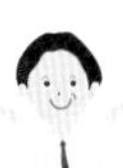

就我們正常作息規律來說，只要一入夜，副交感神經的活性就會升高，自然會感覺到睡意。但你說的狀態是完全相反的，那就表示自律神經原來的規律也被顛倒過來了。睡眠作息如果陷入紊亂，就會像前面所說，造成「睡眠負債」的負面連鎖效應。

但是，有些時候就眞的會因爲工作而拖到太晚……

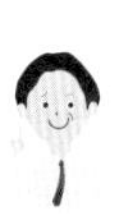

偶爾這樣倒還無所謂，不過要是持續太久，有可能副交感神經再也回不去原本的水平。最可怕的是，睡眠不足引起的自律神經失調症狀，處理起來相當棘手，即使接受治療，效果也會減半。

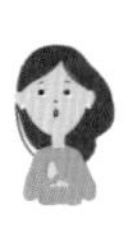

萬萬沒想要那樣拖著。對了，醫生平常睡得好嗎？

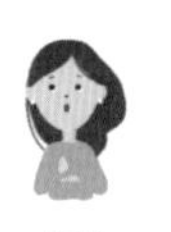

我每天大概只睡4到5個鐘頭，不過我想睡眠品質肯定是很好，因爲早上5點都可輕鬆醒來，且不覺得累或睡不飽。

原來醫生是熟睡短眠者，眞羨慕醫生可以睡得少但又睡得好，不過這也表示您的自律神經平衡一定調節得很不錯，才會如此囉？

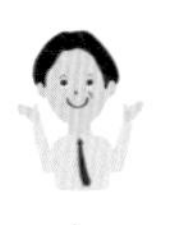

在調整自律神經的過程中，睡眠是基本中的基本，睡太短或淸晨太早起還是屬自律神經失調，較好的睡眠狀態建議至少7小時。你也好好加油努力吧，希望可以將副交感神經的活性再拉起來！

知識6 盡情用，但也別入坑太深

社群玩過頭，小心壓力不知不覺間炸鍋！

剛剛有說到翻來覆去難入睡，想問問看，躺床上睡覺之前，會把智慧型手機帶進房間，滑手機看社群消息嗎？

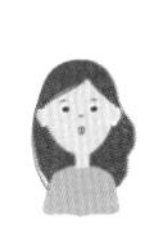

幾乎每天晚上都會滑手機，不只睡前會看，早上一醒過來頭件事也是馬上盯著手機，等到注意到的時候，不知不覺間就忽悠了一個鐘頭。

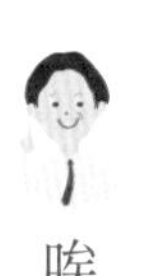

唉呦，果然……我必須說這是危險信號。睡前接觸社群和藍光，會對大腦及交感神經帶來刺激，這可是造成無法入

眠的主要原因。**太過依賴社群媒體，會讓自律神經失調的可能性增高**，所以一定要格外注意。

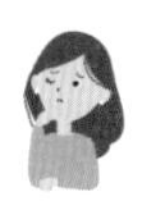

其實很久之前就知道接觸藍光是不好的，但一天都快接近尾聲了，如果沒看看手機，總覺會那麼有點不安，心裡不太踏實……

那是完全成癮現象喔。再回憶一下，擾亂自律神經平衡最大原因就是壓力，而**壓力其中有9成來自人際關係**，這麼說應該不過分吧。社群媒體上大多散布分享著他人美好生活，會產生拿別人跟自己比較心態，**自覺不如他人、忌妒別人好的羞愧自卑心油然而生，壓力當然也就隨之而來。**

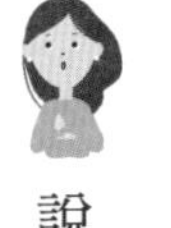

說眞的，我非常能夠理解。平常都是忙好白天的工作後，才會看手機，結果疲勞感反而更加沉重了。即使覺得自己不如人很自卑，又不能坦率地在社群表現出來，而且回頭看看自己的貼文，偶爾**也會有莫名的沮喪感襲來。**

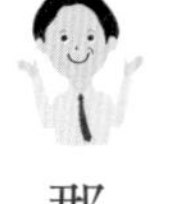

那是當然呀。就使用上來說，社群還是有它好的一面，像是滿足自己的表現欲、渴望獲得認同、看看美麗照片感到

療癒、立卽收集想要的情報等等。不過話說回來，我們自個兒上傳的訊息，也有可能會造成他人的壓力。

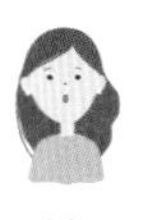

的確是如此……那麼，該如何使用社群媒體才是最好的呢？

只能盡量不要太過依賴，僅專注在獲取社群帶來的優勢的那一面。形成壓力的一大重點，我認爲就在於「是否太過關注他人」。以我自己爲例，處理人際關係的心態就是徹底做到不看、不聽、不說，如此一來就不會看到或聽到跟自己有關的評論及資訊，此外，與人相處時，我會告訴自己不要傳達負面情緒、不說三道四批評別人。而且要有決心定好滑手機時間，避免過度沉迷的使用規則也規範清楚，這樣應該就能跟社群媒體保持良好的關係了。

知識7 心急吃不了熱豆腐

別讓憤怒情緒控局面，絕對百害無一利！

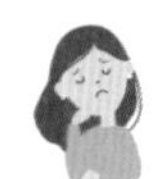

該說是易怒呢，還是說很焦躁呢，總之我最近有這樣的狀況，就連同事都這麼說，但我也不知道該怎麼辦才好。

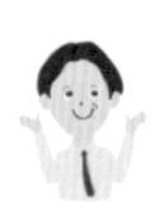
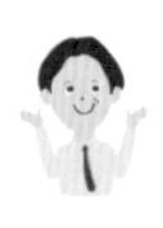

憤怒的情感會刺激著交感神經，倘若我們長時間處在生氣發怒的狀態，那麼交感神經的活性就會一直處於主導地位，如此一來，**睡眠品質會受到影響**。你會翻來覆去難以入眠，很有可能就是焦躁的情緒所造成的。爲了最要緊的自律神經，**不要輕易怒火中燒是最好的選擇**，但畢竟我們是人，要像神那般佛系生活是有那麼點難度。

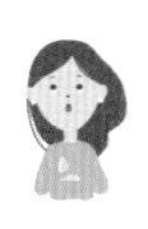

在生活中想要完全不生氣是絕對不可能的……不過，在生氣的時候，是不是有什麼方法可以防止怒氣外露、不慍不火呢？希望我自己至少能做到不把怒氣隨意表現出來。

首先就是**慢慢地深呼吸**！前面我也有提到，深呼吸的效果眞的非常好。緊接著要做的，就是試著想想爲什麼會覺得生氣，透過自問自答讓自己冷靜下來，那麼，憤怒應該也會自然地消褪。之後再**上下爬樓梯的效果也不錯**。雖然可能會覺得有點麻煩，但其實做起來沒有想像中那麼難！先慢慢地爬個一到二樓，緩緩上去、緩緩下來，千萬不要過於激烈。只要反覆去做這種單純的動作，就可以達到調整自律神經的效果。我自己也經常在醫院的樓梯間上下走動（笑）。

當覺得快炸開的時候，趕快深呼吸，或是走樓梯來平衡，感覺應該很有效！那麼，若是希望日常生活中不要那麼容易爲一丁點小事生氣的話，有什麼特別需要注意的地方嗎？

請記得說話的時候一定要慢慢說。**說話的速度一放慢，就不容易生氣發飆**，當然也能減少禍從口出的機會。

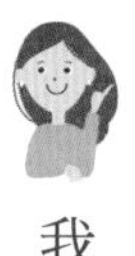

我確實有發現**性格沉穩的人，說起話來也比較慢。**

不只說話要慢，做事情時盡量放緩腳步也會比較好。因爲跟說話一樣，做事太過急躁，也會很容易刺激交感神經的活性。憤怒的情緒可以說是百害而無一利！所以不管做任何事情，最重要的就是保持從容。住在都會區，很多都有生活步調過快，導致身體健康受損的大有人在。

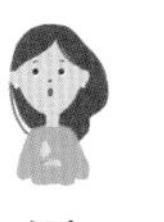

這就是欲速則不達，吃虧是自己啊！我會好好留意的。

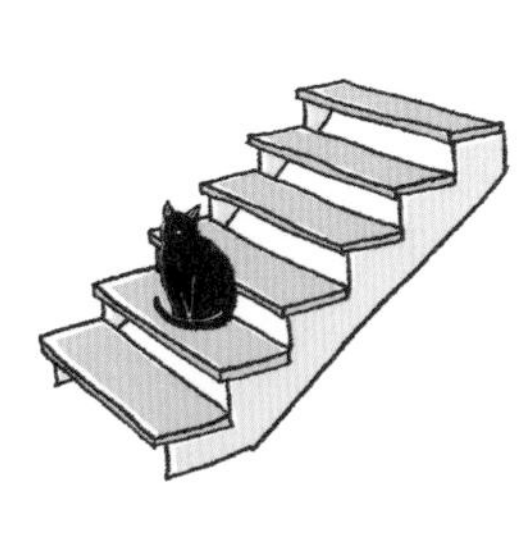

知識8 女性焦躁不安的治療法

跟另一半吵架，也是自律神經引起？調整好，架可少吵

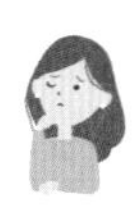

就算弄明白了性急對自己不好的道理，但每每陷入焦躁情緒的時候，另一半都會掃到颱風尾，明明他應該最能諒解你的人啊……

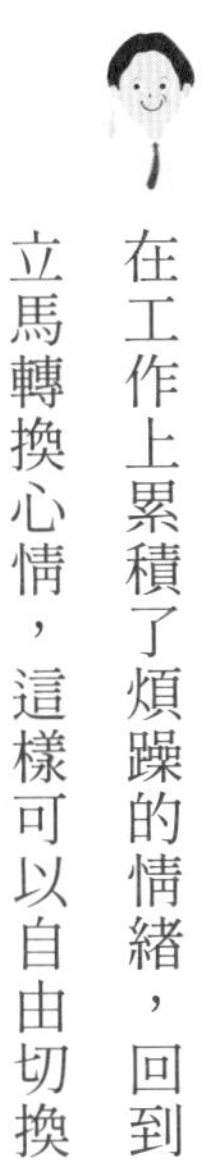

在工作上累積了煩躁的情緒，回到家後立馬轉換心情，這樣可以自由切換的人我想是非常罕見的。這應該稱得上是人生永遠的關卡了吧（笑）。因此，生活在同一個屋簷下的人，眞的會一不留神

爲了一點小事就鬧得不可開交。

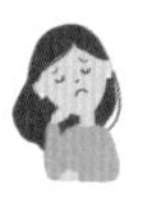

沒錯！尤其是**生理期前，特別容易跟對方找架吵**。

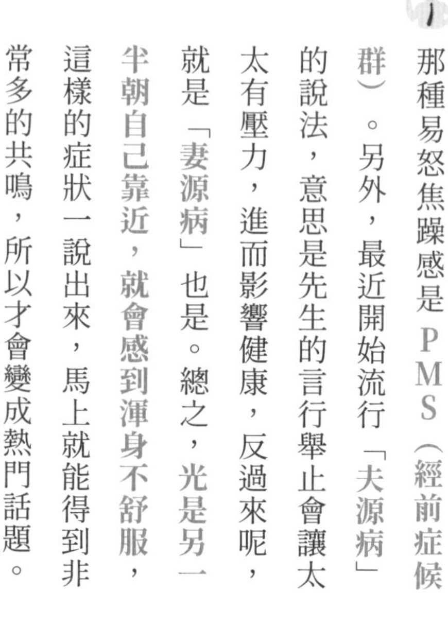

那種易怒焦躁感是PMS（經前症候群）。另外，最近開始流行「**夫源病**」的說法，意思是先生的言行舉止會讓太太有壓力，進而影響健康，反過來呢，就是「**妻源病**」也是。總之，**光是另一半朝自己靠近，就會感到渾身不舒服**，這樣的症狀一說出來，馬上就能得到非常多的共鳴，所以才會變成熱門話題。

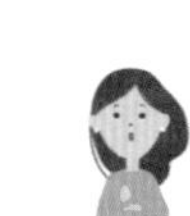

那該如何處理比較好呢？

例如，可以先試著洗一洗堆積在廚房流理台的碗盤，在洗的同時，提醒自己「我現在很平靜」、「我做得很好」，類似像這樣的話，那麼應該會感覺到那股心煩氣躁就這麼不可思議地消失了。即便下次再發生同樣的情況，也會因爲已經知道該怎麼處理，不讓煩躁的情緒輕易找上門。不光是洗碗，只要是**重複簡易單純的行爲動作模式**就有效。原理就跟前面提到的爬樓梯一樣，再說，洗碗還能讓廚房變得乾乾淨淨，是一石二鳥好方法！

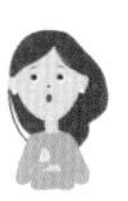

你的意思是，透過重複做單純的動作時，可以更誠實面對自己，是這樣嗎？

基本上就是**意識的思考方向轉個彎**而已。以生物學的角度來看，**女生的韌性頗強**，很擅長自我調整，我自己也很有感。反之，男性在面對壓力時就弱多了，自律神經的平衡幾乎是立刻斷線那種。

男性比較弱嗎……那麼，要是另一半被診斷出來有自律神經失調症的話，我該爲他做些什麼比較好呢？

另一半是男性的話，太過於關切對方會製造壓力，反而可能有負面效果，所以最好的方式就是**默默守護**，**讓對方照著自己的步調去療癒自己**。雖然這是我的個人意見，但不得不說，男人眞的很容易被寵壞。

知識9 留意「不可能會是」的病灶

看東西變吃力要注意，眼睛老化也是自律神經失調的原因

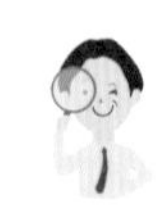

你聽過「眼瞼下垂」這個跟眼睛相關的疾病嗎？就是上眼瞼變重、下垂，導致視野被眼皮遮屏影響能見度，甚至眼睛無法正常睜開。眼瞼下垂只要透過手術就可以根治，一般會認爲是身體老化引起。然而近期發現乾澀、視力模糊、不斷流眼淚，像這樣**眼睛老化現象**，也和**自律神經失調有關**。

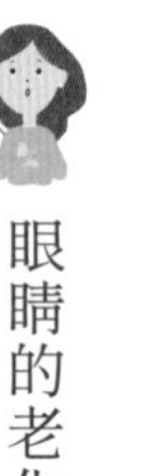

眼睛的老化現象！難道說，眼睛也跟自

律神經有關?!

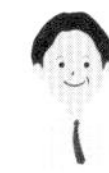

眼瞼之所以會下垂，除了老化之外，還有一個原因是拉動眼瞼往上抬的肌肉無法正常發揮作用。無論是哪一種眼瞼下垂，爲了要張開眼睛，就得動用到前額肌肉，下巴也得跟著抬起，臉部的肌肉會一直呈現緊繃狀態。總而言之，出現**不合理的律動不是一件好事**。

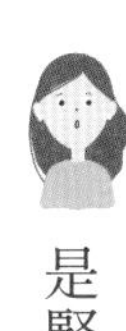

是緊繃會帶來自律神經最怕的壓力？

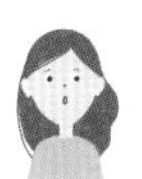

說的很對。更重要的是，眼瞼內側有一條名爲「苗勒氏肌」的肌肉，它與交感神經相互連結，所以才會直接導致自律神經失調。

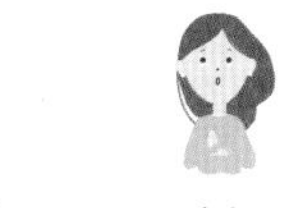

眞沒想到連眼睛也牽扯其中。我想到了，我公司主管就有相關症狀，難怪他會那麼心浮氣躁的，有種感覺他應該是自律神經失調了。

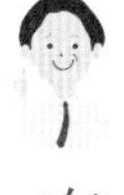

有這可能性喔。平常我們只要張開眼睛就能看見東西，如此理所當然的事情，現在卻爲了確保有正常視野，不得不去動用到幾乎沒怎麼動過的臉部肌肉，讓身心有感壓力也是無可奈何的事。

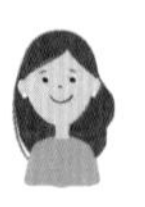

畢竟得要刻意去使用臉部的肌肉呀。

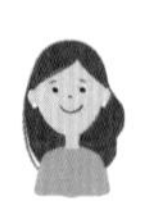

是的沒錯。表面上這件事和視力無關緊要，但爲了防止生活品質大幅下滑，還是得多加重視這類問題。

隨著年紀愈大，看東西也就愈來愈吃力，拿老花沒轍，因此也只能這樣就算了。不過要是知道問題出在自律神經失調，自己會想應該要做點什麼。

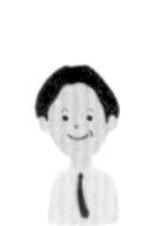

如果聽到身邊的人提起類似的症狀時，請記得一定要讓對方知道若放著不管，可是會導致自律神經失調，建議得盡早接受治療。

知識10 凡事禁止過度

別老想一生懸命！評估當下條件，再決定出幾分力

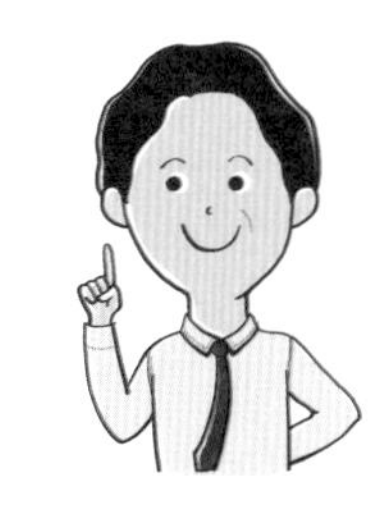

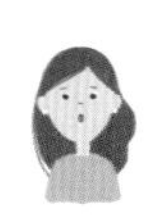

聽醫生分析了那麼多資訊後，不免開始覺得自己很有可能在日常生活中，不知不覺逼自己一定要這樣、一定要那樣的，做了很多勉強自己的事情。

可以舉例一下，有哪些事讓你這麼覺得太逼人呢？

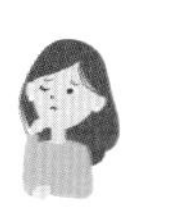

比如，工作時必須要照規矩來、三餐也認爲自己煮比較好、加入健身房後，非

得一周去運動三次不可，每天都用盡百分之百力氣去過好每一天。爲自己立下遠大的目標或是準則，非遵守不可，結果一旦無法達成，小小的壓力就會一直累加上去。

本來就沒有必要每天都用上百分百的力氣，即使是假日也一樣。當然，決定目標並努力實踐，是爲了提升自己，以及養成習慣的必要過程。但要是不能實現，會陷入後悔與反省的漩渦中，還會開始散布負能量，這些都會對自律神經帶來不良影響。

在決定目標的時候，鬥志往往是最爲高漲的，可惜最後大多無法達成。明明一開始的想法都是正面的，但自己立下的規矩反變成緊箍咒……

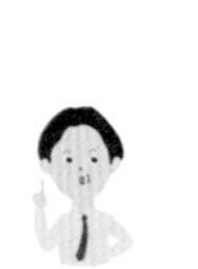

人生在世，偶有不測風雲，況且也難免會遇到身體狀況不佳的日子。所以每天早上起床的時候，記得先好好確認自己的整體狀態，倘若感覺自己今天的狀況不太好，或者甚至有些疲倦，那就不要勉強自己。試著用「沒辦法，今天就休息一下吧！」來安撫自己，這也是很重要的一件事。每天都可以保持在全力以赴的狀態，那是絕對不可能辦到。所以，像是跟自己說「今天能把六成的工作做好就及格了！」或是「**有達標八成耶，我好厲害！**」請多多稱讚自己吧。

說得眞好，即使是付出八成的努力，也已經非常棒了！

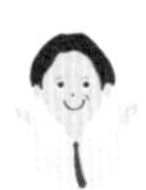

就是這樣！當妳放下過度堅持時，記得不要用負面思考的角度去迎頭對決，這麼一來就不會產生壓力，自律神經也就自然而然能夠回到正軌。

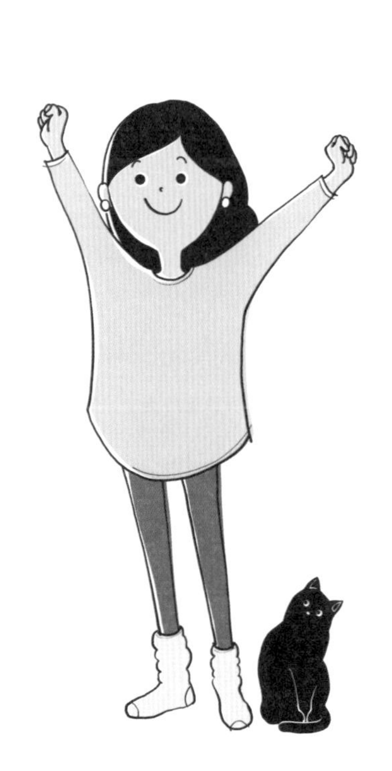

第3章

腸道系統vs.自律神經連動關係超乎想像

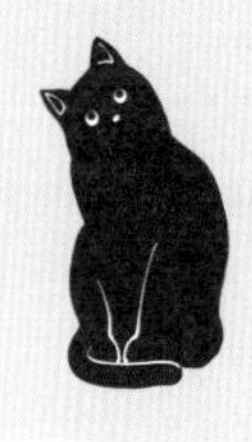

調整腸道，真的可改善
自律神經失調？！

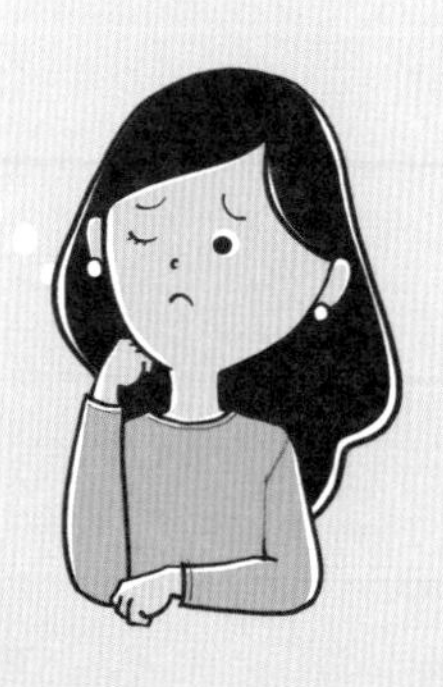

知識1 腸被稱「第二大腦」的理由

大腦和腸道關係很密切，腸道系統是第二大腦

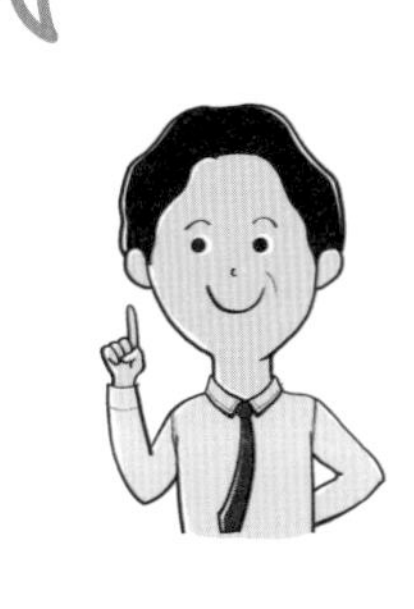

爲了把自律神經調整好，具體上該做什麼才好呢？

那還用說，當然是腸活，調整腸道活動健康啊！畢竟腸道狀態和自律神經有很大的關係。

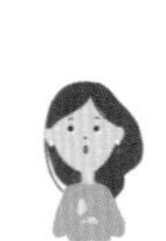

腸活……腸道指的是大腸吧？兩者之間有關連性嗎？神經主要是在大腦，腸道是屬於內臟，以距離位置來說也是有點遠啊。

事實上，大腦和腸道關係非常密切，這

在醫學上稱之爲「腸腦軸線」。在準備重要的簡報或面試時，有突然間莫名奇妙肚子痛起來過吧？或者總是去到比較不熟悉的環境，肚子的狀況是不是挺讓人煩惱在意的？像是旅行的時候就特別容易便祕之類的。

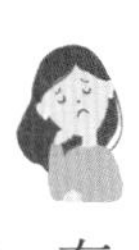

有耶！有這樣過！幾乎每次都會如此，只要一緊張就會鬧肚子疼，在旅行中要是便祕了，也覺得是理所當然的事情。

這就是環境變化讓大腦感受到強烈壓力，使得副交感神經的活性下降所造成的現象。而促使大腦感受到「幸福」的血清素（又稱幸福荷爾蒙），有95%都是由腸道分泌的，所以只要腸道健康，自律神經便能正常發揮，相對幸福感也會很容易找上門。

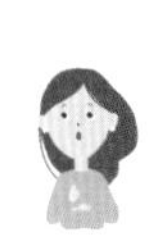

原來幸福是腸道製造的?!最近常聽到身邊的朋友說起「腸活」這個概念，社群媒體上也常滑到相關訊息，原本還以爲那只是在說消除便祕的方法而已。所以說，只要把腸道照顧好，就能與開心快樂爲伍了嗎？

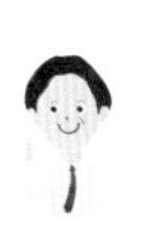

可以這麼說。腸道系統被稱作第二大腦，關於「腸腦軸線」，應義塾大學研

究團隊表示，腸道收集的情報會集中到肝臟，接著再傳給大腦。因此，大腦與腸道系統會透過自律神經相互連結。

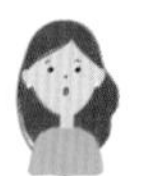

這麼一來，腸道就變得很關鍵呢……

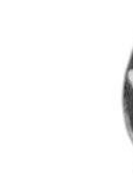

沒錯！生活在變化瞬息萬千的世代，現代人的壓力總是排山倒海而來，交感神經的活性也就跟著高起來，但只要透過飲食和生活習慣來改善腸道，再配合按摩之類的方式，刺激提高副交感神經的活性，相信可以讓自律神經達到平衡狀態。與這個目的相關的所有行動，都可以稱作是「腸活」！

知識2 大腦與腸道互為表裡

腸道環境改善了，自律神經也會保持平衡

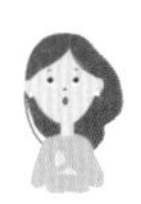

前陣子爲了想讓自己稍微放鬆一下，跑去做SPA水療，當時不知道爲什麼會要按摩腸道，但現在聽過腸腦軸線的說明後瞬間大悟。不過，基本上腸道還是算消化器官對吧？

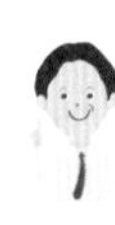

是的，腸道系統大致可分成「大腸」與「小腸」，主要功能除了消化胃還未能消化好的食物，另外還有肩負吸收營養及水分角色，同時把殘渣廢物轉成糞便排出體外。不過，有一個功能是絕不能忘記的，那就是「免疫」。**存在人體內**

的免疫細胞有7成都集中在腸道系統。

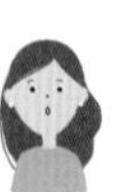
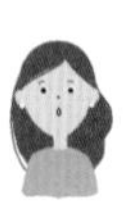

什麼！有7成這麼多！不是在其他器官而是在腸道，眞不可思議。爲什麼免疫細胞都集中在腸道呢？

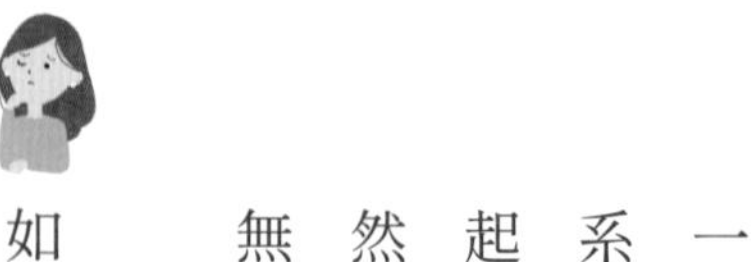

我們在吃進食物時，也會將異物和病菌一同吃進肚裡，腸道必須隨時備妥免疫系統，好對付那些外來的東西。腸道負起守護我們責任，不讓疾病有機可趁，然而要是腸道環境不好，原有的機能也無法正常運作。

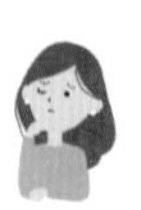

如果是那樣情況，萬一**讓病毒侵入體內，的確會有很高的機率引發疾病**，跟腸道密切相關的自律神經當然也就會……

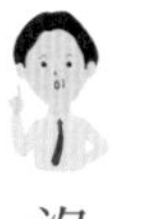

沒錯。**只要腸道環境好，身體狀況也會變好，調整腸道等同連自律神經失衡也一併矯正**，這種說法一點也不爲過。以調整腸道環境來說，最重要的關鍵就是飲食，後面我們會詳細說明飲食的重點，現在首先要調整自律神經的頭一個小撇步，就是**早上起床的時候先喝一杯白開水**。

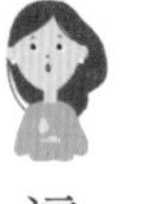

這很簡單呀，連怕麻煩的我也能輕鬆做

到！對了，有聽過像模特兒那樣長得帥氣漂亮的，水噹噹的秘訣都是常喝溫開水，但想請教醫生，白開水跟溫開水哪一個比較好呢？

一般說來，溫開水或常溫的水都可以。但若是冬天早上想要暖暖身體的話，喝點溫開水也是挺好的。用一杯水來活絡腸道蠕動，不只可以解決便祕問題，也能刺激副交感神經。因爲剛起床時，交感神經正活躍著，這麼做可以防止副交感神經的活性過於低下。持續一周的話，應該就能改善許多身體不適，而這一切都是自律神經達到平衡狀態的關係。

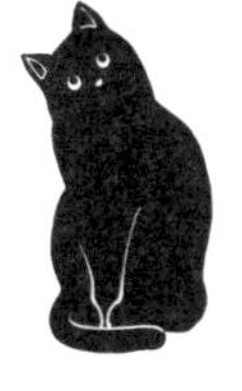

知識3 慢性便祕原因揭密

便祕不是遺傳疾病，飲食習慣決定你的腸道環境

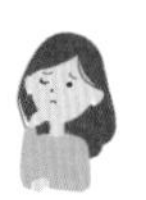

我們全家都有便祕問題，根本就是便祕之家，原以爲是遺傳造成，完全放棄治療念頭。照這樣來看，便祕是可以靠腸活來治癒嗎？

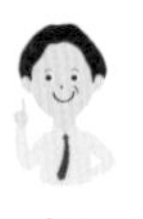

便祕的起因來自於腸內的細菌，而**腸內的菌叢幾乎不會受到遺傳的影響**，剛出生的時候體內可能還留有來自母親的細菌，基本上影響最大的還是飲食生活。

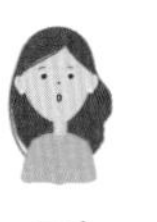

不是遺傳關係?!那麼爲什麼我們全家都有便祕問題？

一定是因爲全家人的飲食習慣大抵相同吧？腸內細菌大略可分爲好菌和壞菌兩大類，這並非來自遺傳，而是後天環境造成的，美國感染症醫學會就曾提出過相關報告。

我們確實是常吃油炸食物與甜點，好像眞的對身體不太好……

好菌和壞菌到底哪一個要多才比較好，像字面上的意思一樣，當然是好菌比較好。充滿好菌的腸道，有助順利吸收營養，同時肝臟也能因此製造出乾淨的血液，排出的糞便也不會那麼臭；但如果是壞菌比較多，那就完全相反了，糞便會非常臭……

哇！那要盡量減少壞菌才行。

也不全然如此喔。**如果完全沒有壞菌，好菌反而會開始偷懶變弱**，壞菌稍微比好菌少一點的情況下，好菌才會更賣力工作，對腸道環境才更有益。

這麼說來，壞菌好像我公司的主管（笑）。

壞菌最喜歡的就是蛋白質及脂肪多的食

物。剛才說常吃油炸和甜點對吧。這麼一來，壞菌增加，造成便秘也是合情合理的事情。持續這樣的飲食生活，長期下來不只腸道內部會產生腐敗、糞便會非常臭，肝性腦病變、營養不良，甚至大腸癌等重大疾病都可能發生。

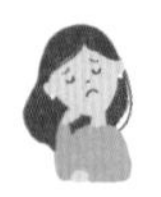

眞不想變成那樣，得想法子阻止……

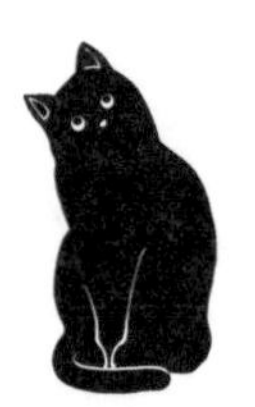

知識4 好的血液有美肌效果

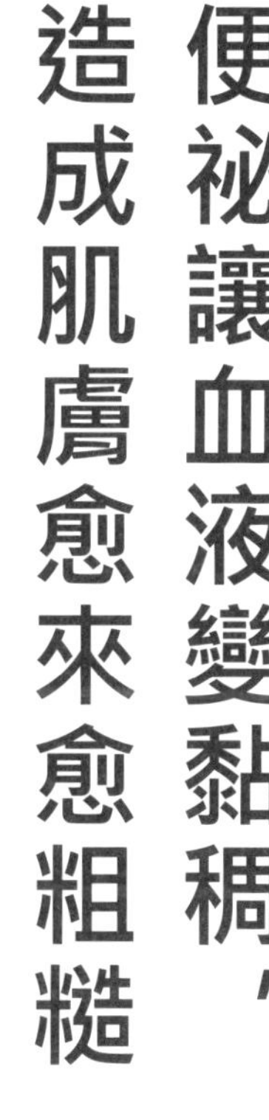

便祕讓血液變黏稠，造成肌膚愈來愈粗糙

對了，看一下你皮膚狀況，有不少粉刺痘痘呢。

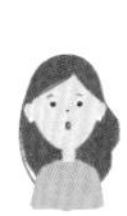

不會吧！我使用化妝品都謹慎注意，在網路跟雜誌上看到不錯的商品，我還都會買來試試看護膚效果呢。

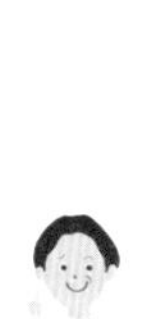

可惜了。無論從皮膚外圍使用多少高單價、多優質的商品來改善膚況，想要美顏水噹噹，實際做法還是得藉由飲食來調整體內環境。我認爲，**養顏美容最重要關鍵是暢通的血液循環**，而主導血流品質的，非腸道莫屬。

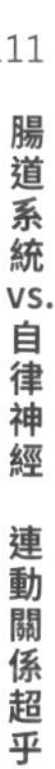

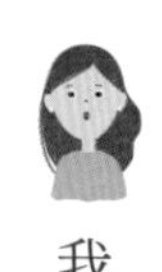

我算是相當關注美容保養資訊的人了，但還是聽不太懂⋯⋯這也跟腸道有關係嗎？

剛剛說到了，便祕時糞便堵在腸道中，會產生有害物質，讓壞菌增加，壞菌增加過多會導致腸道環境惡化，那些有害物質不只助長了壞菌，還會滲透過腸道進入血液，接著運送到全身各處，如此一來，血液當然會變得黏黏稠稠。那樣的血液要是送到全身，你覺得會發生什麼事呢？

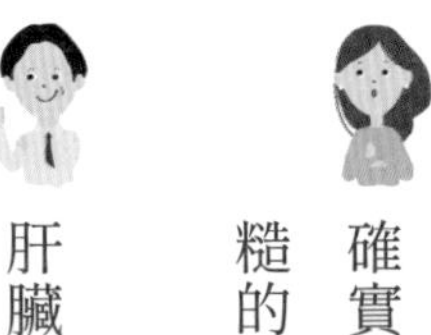

確實感覺不太好，難道，這就是皮膚粗糙的原因嗎？

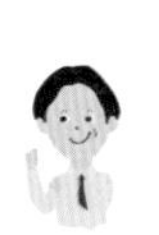

肝臟是淨化血液，並將營養素轉換成能量給其他器官的角色。如果血液變得濃稠，就會加重肝臟的工作量，輸送營養的工作也就無法順利進行，如此一來不僅是膚況變差，免疫力也會低下，罹患癌症或感染疾病的風險自然大增，也容易有過敏反應，各種的毛病都會發生。

我明明用很好的洗髮精跟護髮油，但頭髮還是黯淡無光，難道⋯⋯

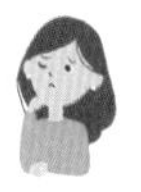

便祕或許是罪魁禍首。肉眼所及，頭髮及皮膚等等會容易老化。不過，**只要能改善腸道環境，血液的品質會變好，身體臟器器官負擔也會減少，整體機能就能向上提升**，對身體是百利而無一害。

眞的太小看便祕了，原來它不僅是慢性疾病，還讓我們全家都是受災戶。好慘啊……把我花在美容的錢還來！（哭哭）但是說這些也沒用，必須趕快改善才行……

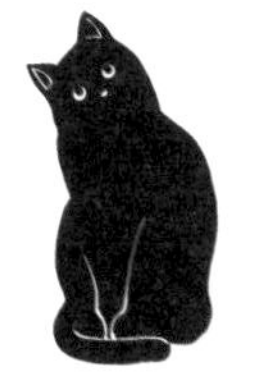

易胖還是紙片人體質，由腸道細菌來決定

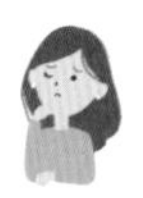

我的家人都胖胖肉肉的，會不會也是便祕造成？

有可能喔。說到發胖的原因，爲了飢餓時有能量抵銷，脂肪細胞會有所準備，把能量轉化成脂肪儲存起來。但脂肪細胞沒有自我設限的機制，所以要是吃了過多含有脂肪的食物，脂肪細胞會變肥大，身體就會愈來愈胖。不過，即使是**吃相同的食物，做同樣的運動，還是會有易胖體質，以及不容易發胖的人。**

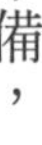

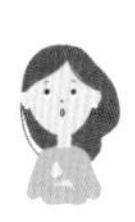

太討厭了！跟我一起生活的室友從頭到尾就是瘦子一枚。明明一起吃飯、一起去健身房，爲什麼會這樣？我一直很納悶，滿頭問號。

這當中關鍵就是腸道細菌。腸道內有種菌會分解食物並製造出「短鏈脂肪酸」，短鏈脂肪酸特性之一是會防止細胞吸收脂肪，會傳達「營養已經足夠了」的訊息給脂肪細胞。

意思是說，如果**腸道裡有更多這種能產生短鏈脂肪酸的細菌，就不容易發胖**是嗎？

沒錯，一旦腸道環境變糟糕，短鏈脂肪酸的數量會大幅驟減。要是便秘了，那就製造不太出來短鏈脂肪酸，所以便祕才會與易胖體質畫上等號。

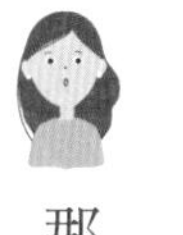

那該怎麼做，才能產生更多的短鏈脂肪酸呢？

爲了讓前面提到的好菌可提升活性，平常記得**多吃些有益菌叢的食物**，**包含膳食纖維**、**發酵食物**、**寡糖**等等。另外補充短鏈脂肪酸也會刺激交感神經、活化代謝，提升燃脂效果。

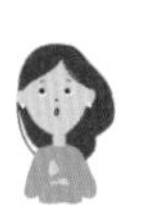

原來這樣也會有媲美節食減肥的效果啊！**腸道調整好，不只不容易發胖，還會瘦下來**……那非得要好好來增加短鏈脂肪酸不可，不過，具體而言要吃什麼才好呢？

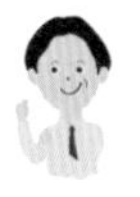

蔬菜、水果、優格或是納豆，以及醃漬物、味增等，都很有效。還有蜂蜜也很不錯，次頁有詳細說明。

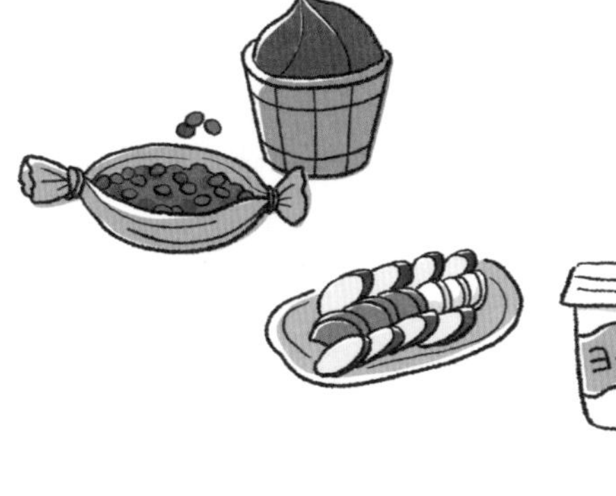

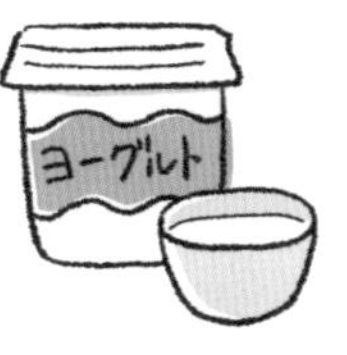

知識6 腸道喜歡的食物大公開

多吃發酵食品，好的腸道菌叢才能遍布腸道

真的很想增加體內的短鏈脂肪酸，解決便祕問題，願聞其詳相關飲食祕訣，請醫生多多指教！

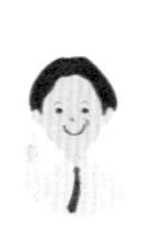

那麼先來了解腸道細菌的喜好。先前提到腸內菌有好菌和壞菌兩種，其中較重要的是保護我們身體的好菌。好菌會產生乳酸及醋酸，讓腸道保持在弱酸性的狀態，這是活化機能的要點所在，以食物來說，最重要的關鍵字就是：「發酵食品」，哪些東西屬於發酵食品呢？

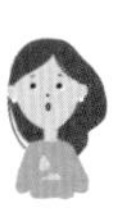

醫生之前有說過，是**優格、納豆、漬物和味噌**那些嗎？**起司**也算吧？確實常有人會說這些食品對身體很好，但原因是什麼呢？

發酵食品內含有**乳酸菌**，**是好菌喜歡的東西，而且還可以防止壞菌滋生**。

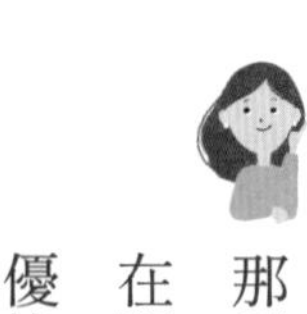

那這樣多吃些發酵食品，就可以讓好菌在腸內占有優勢囉！我決定積極點，把優格當零食吃了！

好是好，但市售優格的乳酸菌都不盡相同，我們的腸道裡有無數的菌群，數量有超過一百兆之多，用顯微鏡來觀察就會發現這些細菌就好像花田一樣，也有人稱其爲腸道菌叢，而每個人的腸道菌叢狀態都不一樣，所以**哪種發酵食品對我們較好，絕對因人而異**。

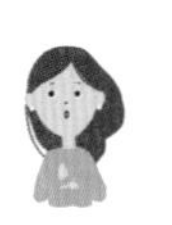

確實是有些人吃了優格會拉肚子……那要怎麼找到適合自己的發酵食品呢？

先用半個月到一個月的時間來嘗試看看吧，**建議採間隔方式多嘗試不同的發酵食品，最後一定會找到適合自己的**，當然每天食用更棒，才能讓腸道菌群眞的像花田一樣，一叢叢地開滿好花。

知識7　改善便祕的飲食

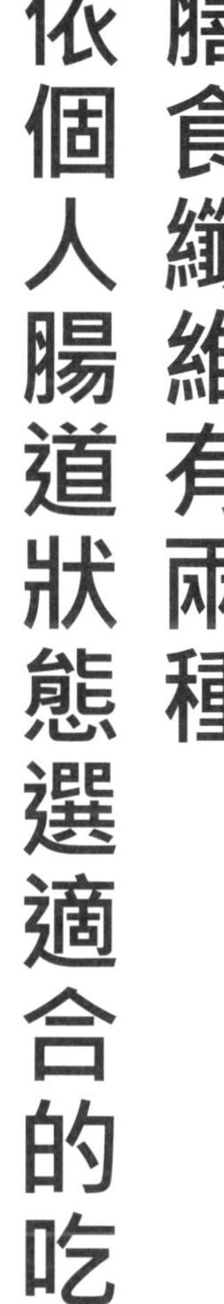

膳食纖維有兩種，依個人腸道狀態選適合的吃

剛好超愛發酵類食物，每天吃都不成問題！太好了！這麼一來就可以向慢性便秘說再見了！

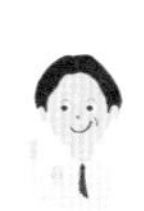

等等！重點不是只有吃發酵食品就好。

根據腸道適度地攝取蛋白質也是很重要的，另外不管是誰，**皆須積極攝取的營養素，那就是「膳食纖維」**。膳食纖維能幫助身體排出老舊廢物，以及清除宿便，對促進排便也有一定效果，對腸道運作來說是相當重要的助手擔當，便祕的人尤其不能缺乏。

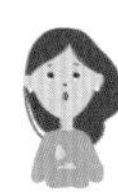

可具體說明哪些食物有膳食纖維？

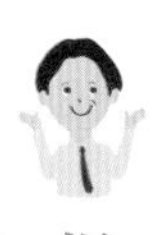

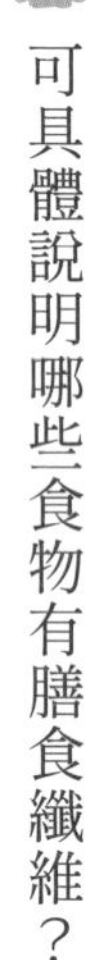

根莖類、蔬菜水果、菇類、海藻、豆類、穀類等食物富含許多膳食纖維，其中**水溶性膳食纖維對促進好菌增生特別有效**，較具代表性的食物有秋葵、芋頭、滑菇等口感黏滑的食物。

水溶性？是只溶於水的意思嗎？

是的，**膳食纖維可分爲易溶於水的水溶性，與不溶於水的非水溶性**。前者會增加糞便的水分與柔軟度，有助排便順暢；後者則是吸收水分後會膨脹，讓糞便體積增加，進而刺激腸道蠕動。不過，無論是哪一種，都會對腸道帶來很大的幫助。

眞是沒想到同是膳食纖維，還有這樣的區別。那麼，非水溶性的膳食纖維在哪些食物裡呢？

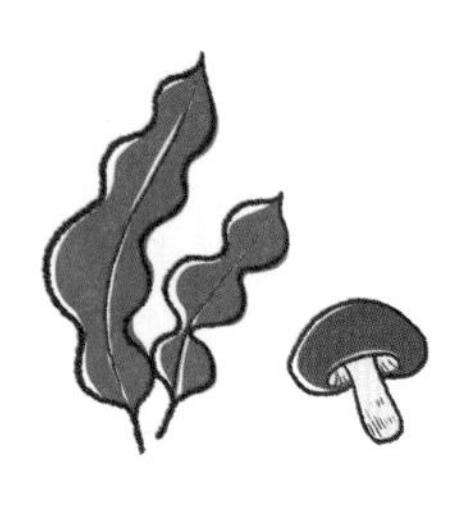

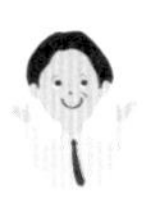

很多都有呢。富含非水溶性纖維的食物包含常見的**香蕉、蒟蒻絲、牛蒡、地瓜、豆類和糙米**等等。

在攝取的時候，水溶性和非水溶性的比例怎麼抓比較好？

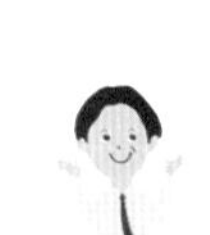

雖然理想情況是兩種都均衡攝取，但便祕的人攝取太多非水溶性食物纖維的話，肚子容易變大，也容易有脹氣，所以長期慢性便祕的人可以先從水溶性膳食纖維開始攝取，整體獲得改善之後，再以**非水溶性對水溶性的2：8比例攝取會比較好**。

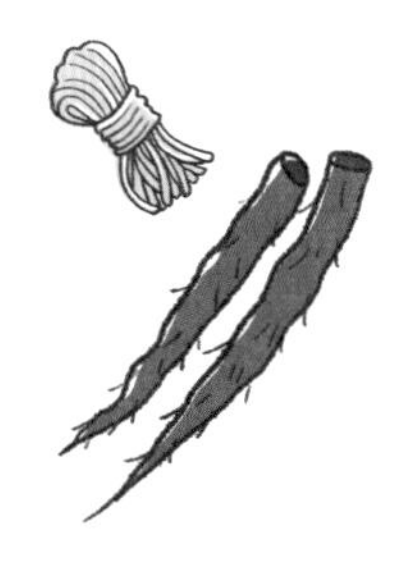

知識8 一日之計在於好好吃早餐

三餐定時可保健腸道，尤其早餐特重要

好像在哪裡有看過說讓胃適度休息也是很重要，例如斷食，這對腸道也是有幫助嗎？

斷食不只對胃部、對腸道也會帶來休息、重新設定的效果，算不賴，然而還是**強烈建議一日三餐定時吃**，因爲吃東西可以刺激腸道蠕動。

但是最近居家辦公，活動量減少了，如果還是照三餐吃，感覺會變胖耶……正因爲如此，才想要斷食減肥……

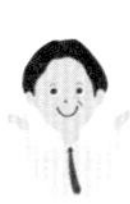

卡路里攝取過頭，超過基本一天消耗量，當然會發胖。要對自律神經好一點，就要一日三餐。所指的是將一天所需的營養素分成3次攝取。對調整自律神經來說，最重要的莫過於經常性刺激腸道活動。如果飲食時間不規律，那不吃的那段時間，腸道活動也會跟著不正常，所以吃東西的時間點是很重要的。

所以不光是吃些什麼，就連在什麼時間吃也要顧及！但我就是不怎麼想吃早餐，三餐變成午餐、點心、晚餐跟夜消。

這可不行！早餐很重要。

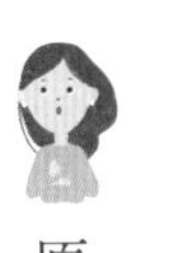

原因是必須要身體醒來之前就開始刺激腸道，否則副交感神經的活性就會太過低下嗎？但我早上就是沒怎麼想吃呀。

沒時間吃早餐的話，至少優格配香蕉，或是喝點味增湯也OK。眞的完全不想吃，喝些白開水或溫開水也是可以的，因爲多少要有東西可以進到體內刺激身體覺醒。另外，睡前3小時要吃完晚餐，因腸胃消化需要3小時時間，所以3小時前食用才不會影響睡眠品質。如果逼不得已眞要那麼晚才吃東西，那就盡量吃一些好消化的食物。

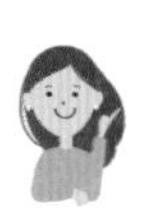

早上先從一杯水開始，沒問題。這我應該可以做到。

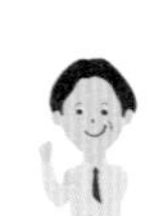

這對原本沒有養成吃早餐習慣的人會很有幫助，不只體質會變好，就連性格也會變得更加正向積極。

知識9 6大腸道類型 vs. 調整手法

腸道問題百百種，確定類型才能對症下藥

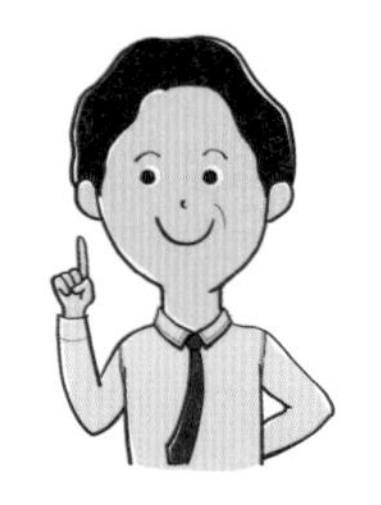

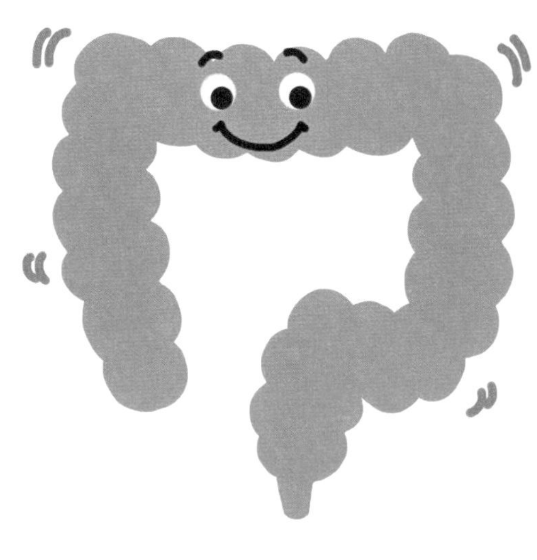

你的腸道是哪一型

腸道問題因人而異，症狀可說是五花八門，例如像便秘或腹瀉等等。即便每個人都是同一種原因，選擇的處理方法也未必一樣，根據腸道類型不同，改善方法也會有所差異。所以想調整健康的腸道，最重要的一點是了解自己是哪一類型。請從以下的選項之中，勾選合乎自己狀況的答案，找出有3項以上打勾的該類型即可。不過，選出來若是多個，那麼就是混合型。找到自己類型後，按照應對的方法開始落實吧。

先從檢查表開始確認自己的狀態

類型 1

腸扭曲

- ☐ 常吃甜食
- ☐ 偶爾會因脹氣受苦憋屁了
- ☐ 吃和不吃的時候會差很多
- ☐ 常吃外食
- ☐ 時不時會想吃東西，沒東西放進嘴裡會怪怪的
- ☐ 愛吃肉

調整CHECK！

√ 早起時喝一杯溫水 ➜ P.123

√ 攝取水溶性植物纖維 ➜ P.120

√ 骨盆旋轉運動 ➜ P.135

√ 下半身拉抬 ➜ P.139

小林醫師 SAYS

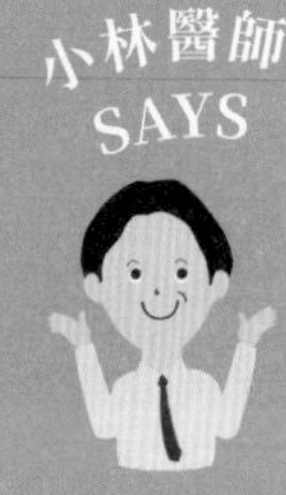

本該伸直的大腸因爲扭曲變形，不但容易吸引寒氣，也會讓好菌的數量大減，氣體也會因此堆積在腸道內。首先第一步，養成喝溫開水的習慣，讓身體可以暖和起來，同時也要積極攝取膳食纖維，還有就是多做腸道的按摩。

類型 2

腸下垂

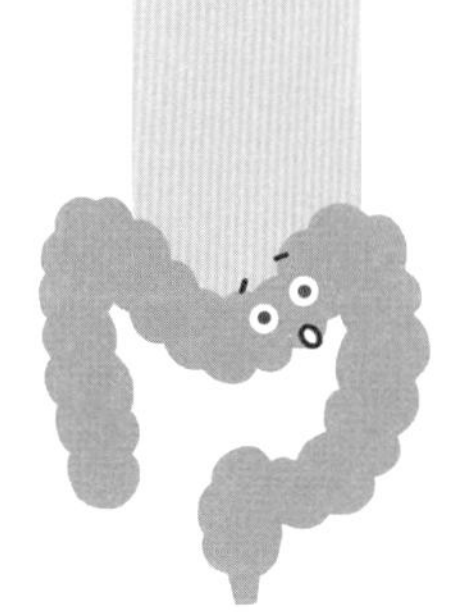

- ☐ 姿勢不良
- ☐ 即便有好好睡，也無法消除腿部的水腫
- ☐ 生理期不順，會生理痛
- ☐ 肚臍下方的肚子凸出來，有小腹
- ☐ 下半身的水腫比上半身嚴重
- ☐ 一周運動不到一次

調整CHECK！

√ 提臀運動 ➡ P.138

√ 下半身拉抬 ➡ P.139

小林醫師SAYS

有些人先天腸下垂，不過大部分原因還是來自於肌肉力量不足、骨盆傾斜或是姿勢不良，導致出現大腸中心下垂情形，造成排便難順利通過。比起改善飲食習慣，更要緊的是適當腸道按摩，讓腸道趕緊回到原本的位置。

類型3

鬆弛型

- □ 經常吃冷的食物或喝冰的飲料
- □ 衣著基本上都偏單薄
- □ 正在服用瀉藥，或是曾經服用過
- □ 肚臍周圍的肌膚經常冰冰涼涼的
- □ 肚子上幾乎不怎麼有肌肉
- □ 平時腰部及臀部經常感覺涼涼的

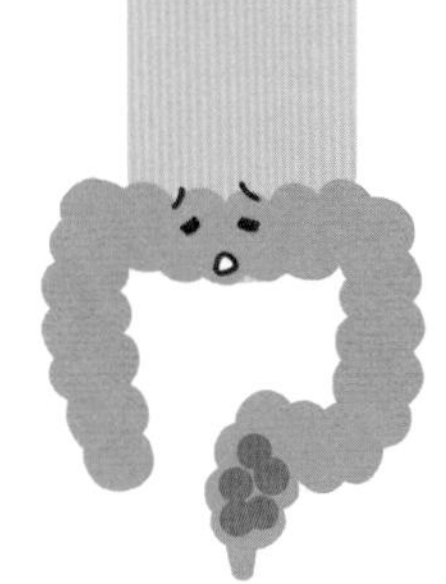

調整CHECK！

√ 按揉腸道 ➡ P.136

√ 按摩天樞穴 ➡ P.134

小林醫師SAYS

爲了排便順利而常使用具刺激性的瀉劑，造成大腸機能衰退，負責把糞便擠壓出去的大腸，蠕動機能卻因此變差。所以服用刺激性瀉劑要節制，讓大腸獲得適當休息，這一點非常重要。另外，腸道按摩還可提升大腸的蠕動機能。

類型4

直腸型

- □ 平常水分攝取不足
- □ 經常憋著沒上廁所
- □ 以前有運動習慣，但最近沒在動
- □ 飲食習慣不正常沒固定
- □ 幾乎不碰碳水化合物
- □ 每一餐吃的食物，幾乎都沒有膳食纖維

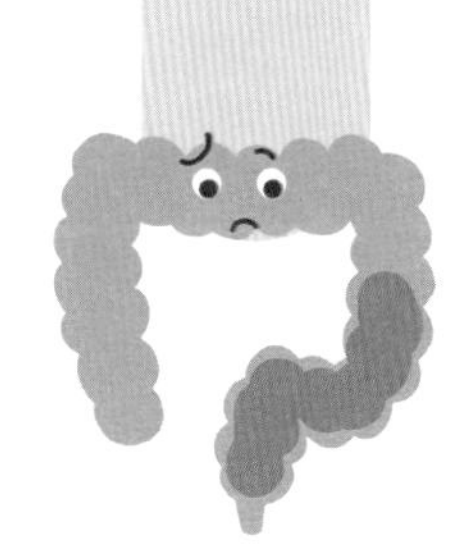

調整CHECK！

√ 就算沒便意，也要養成每天早上上廁所習慣 ➜ P.200

√ 椅子深蹲 ➜ P.137

√ 提臀運動 ➜ P.138

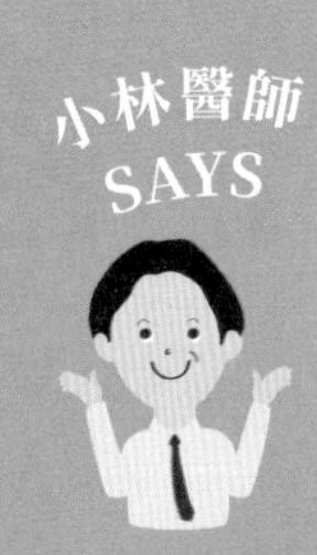

即使糞便來到肛門附近的直腸，依然沒便意，久了，糞便不只更硬，也更難排出。原因出自生活作息不規律，應該要排便的時候卻憋著不去上。所以，早上起床後，就算沒有便意，也務必養成上廁所習慣，能幫腸道按摩的話，效果更棒。

類型 5

水腫型

□ 全身都很容易水腫
□ 明明沒有喝很多水，卻經常水腫
□ 覺得自己的新陳代謝不太好
□ 經常坐著辦公，或長時間維持坐姿的機會很多
□ 常被說氣色不好
□ 因爲不擅長運動，所以幾乎都沒怎麼動

調整 CHECK！

√ 攝取足夠的水溶性纖維與蛋白質 ➜ P.120

√ 骨盆旋轉運動 ➜ P.135

√ 下半身拉抬運動 ➜ P.139

小林醫師 SAYS

由於腸道環境慢性惡化，讓大腸開始發炎，使得身體累積過多水分。一旦水分代謝效率變差，不光是腸道，全身上下都很容易會水腫。因此要好好攝取水溶性纖維及蛋白質，勤於按摩腸道，全面呵護腸道環境。

類型6

緊繃型

□ 經常感覺到壓力沉重
□ 沒什麼休息時間，每天幾乎都在忙碌中度過
□ 經常會有腹瀉或便祕反覆發生
□ 每天排便狀況都不穩定
□ 淺眠
□ 太過在乎別人的感受

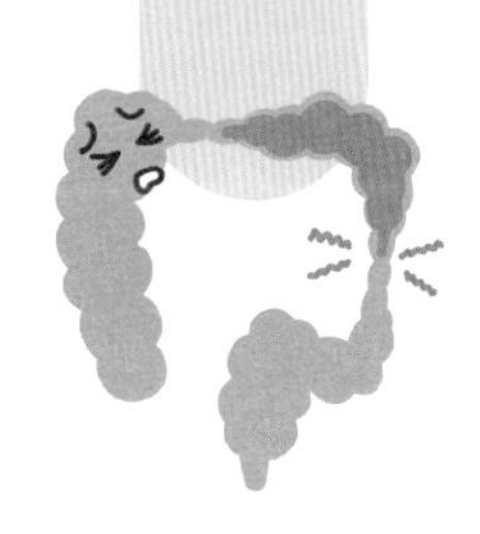

調整CHECK！

√ 緩緩地深呼吸 ➡ P.148
√ 泡個溫水澡緩和一下 ➡ P.172
√ 保持正向思考 ➡ P.204
√ 按揉腸道 ➡ P.136

小林醫師SAYS

承受強大壓力導致自律神經失調，連帶時而便祕時而腹瀉，反覆發作。務必透過深呼吸或泡澡等方式來放鬆自我。不但腸道需要按摩，全身也都需要按一按，轉動肩膀運動法也會有效果。

知識10 想活化機能就要動

在家也能做的運動操，從腸道按摩、穴位按壓、到簡易伸展動作，一起變「腸美人」吧！

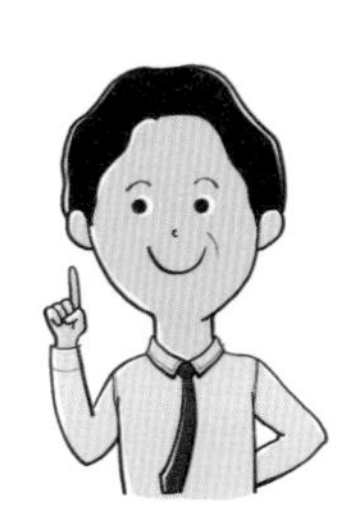

TOPIC 1

認識讓自律神經恢復正常的穴道按壓

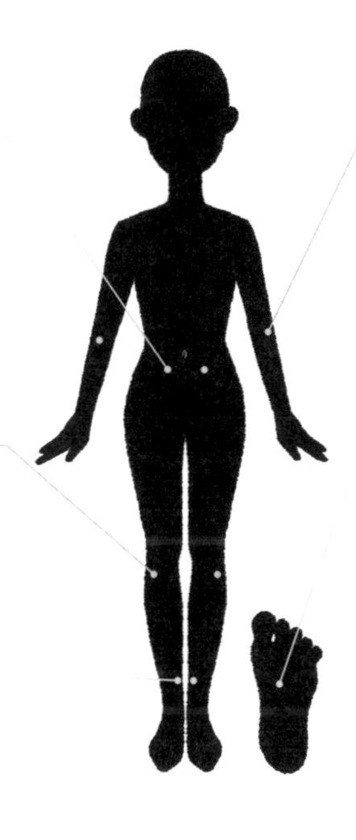

大巨穴

肚臍下方三根手指的位置，以其為中心往左右兩側約 3 根手指距離，這兩點就是大巨穴。

足三里穴

從膝蓋骨的外側凹陷處下方，約 4 根手指的位置。

三陰交穴

腳踝向上 4 根手指的位置。

手三里穴

手肘彎曲時出現皺褶橫紋，從橫紋地方距手腕方向大約 3 根手指頭位置。

湧泉穴

位在腳底，離足弓上方一點點，腳趾彎曲時凹下去的地方。

健康小撇步

按壓穴道的時候，先以 3 秒慢慢按壓，再 3 秒慢慢放開手法。每回反覆按壓 5 次。

小林醫師 SAYS

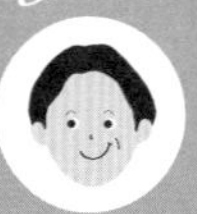

身體有些穴位能幫助調整腸胃道環境，讓自律神經回到正軌。透過按壓穴道可以改善體內的血液循環，副交感神經的活性也會因此提升，平常沒有時間做腸道按摩的人，請記得多多按壓穴位喔。

TOPIC 2
天樞穴按摩法

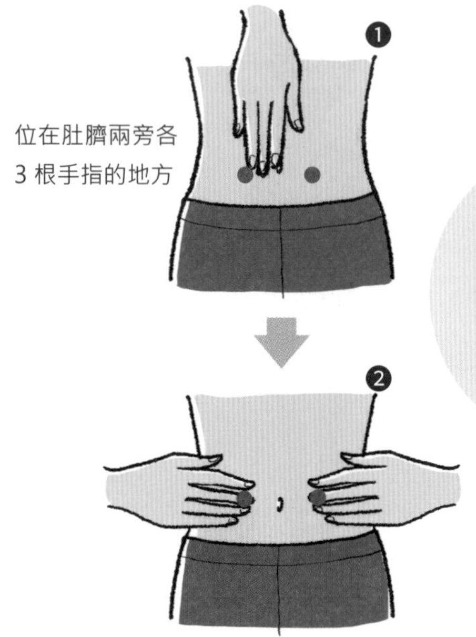

| POINT |
睡前躺床時還是坐著按摩都行，照自己喜歡的姿勢去進行即可。

健康小撇步

Step 1. 先用雙手確認天樞穴的位置，就在肚臍兩旁各 3 根手指的地方。

Step 2. 用中指指腹分別按住天樞穴，同時進行約 1 分鐘的按摩。用握拳方式按壓也是可以的。

小林醫師 SAYS

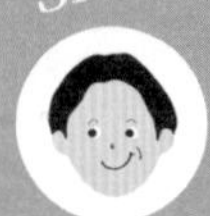

天樞穴是所有穴位中，可緩解便祕及腹瀉的穴位。晚上睡覺前按摩天樞穴的話，還可有效預防隔日早上胃脹的效果。

TOPIC 3

骨盆旋轉運動

| POINT |

糞便容易堆積在大腸彎曲角落，所以雙手要在這裡以「左·右·左·右」的方式進行搓揉按壓。

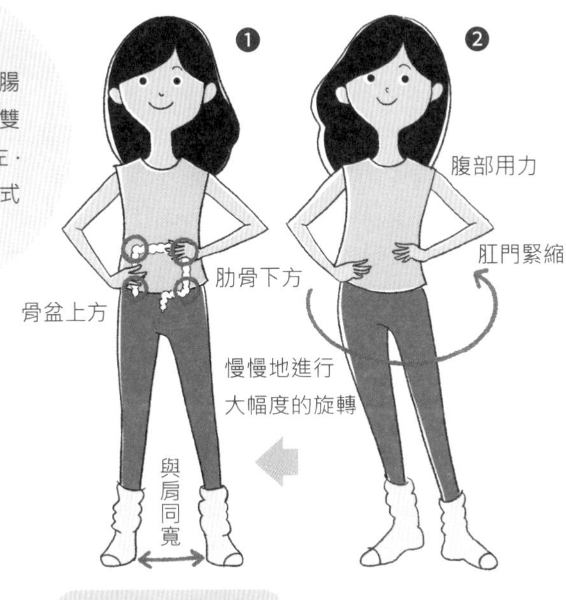

健康小撇步

Step 1. 雙腳打開與肩同寬，背部伸直站穩。左手緊貼在肋骨下方，右手則放在骨盆上方。

Step 2. 上述位置、姿勢調整好後，再慢慢旋轉骨盆。一回合要做 8 次旋轉，接著再反方向轉 8 次。同樣的動作做一組，雙手位置順序則是要反過來（右手在肋骨下方、左手在骨盆上方）。

小林醫師 SAYS

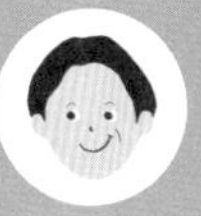

因爲糞便容易囤積在大腸彎曲的地方，骨盤緩和地旋轉擺動，有助腸道蠕動。消除便祕同時，自律神經也能找回平衡狀態。

TOPIC 4
按揉腸道

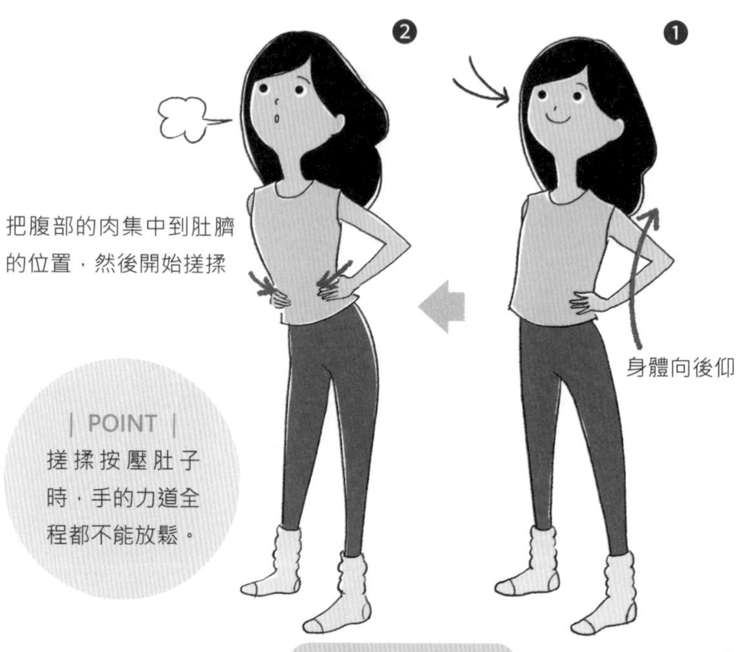

健康小撇步

Step 1. 雙手放在肋骨下緣，全身先伸展，緊接著身體輕輕往後仰，同時大大地深呼吸一口氣。

Step 2. 一邊吐氣，雙手一邊將側腹的肉往肚臍方向集中，用這樣的方式進行搓揉，身體並且同時往前傾。重複上述兩步驟反覆進行 3 組動作即可。

小林醫師 SAYS

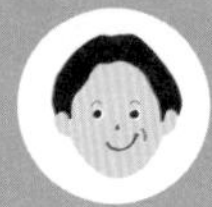

緊緊揉壓肚子可擠壓大腸的深處，將積久的糞便推擠出來。反覆進行該動作，便祕即可改善，微凸小腹也會因此消下來。

TOPIC 5
椅子深蹲法

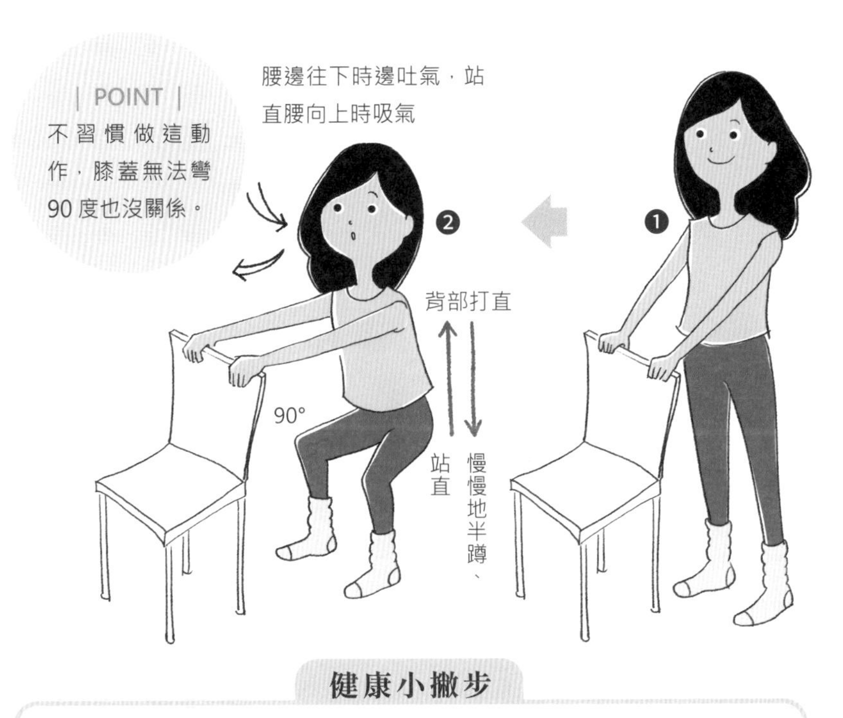

健康小撇步

Step 1. 雙腳打開與肩同寬，雙手抓住椅背。也可以用高度及腰的桌子來代替椅子。

Step 2. 背部伸直，邊吐氣邊緩緩讓腰部往下沉，直到膝蓋呈現 90 度爲止。然後再慢慢回到圖 1 動作。1 跟 2 動作建議早晚各做 5 回。

小林醫師 SAYS

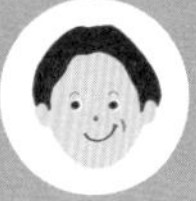

深蹲不僅可鍛鍊全身的肌肉，還具有促進血液循環的效果。只要記得牢牢抓緊椅背，即使是運動小白，也能輕鬆做到。

TOPIC 6

提臀運動

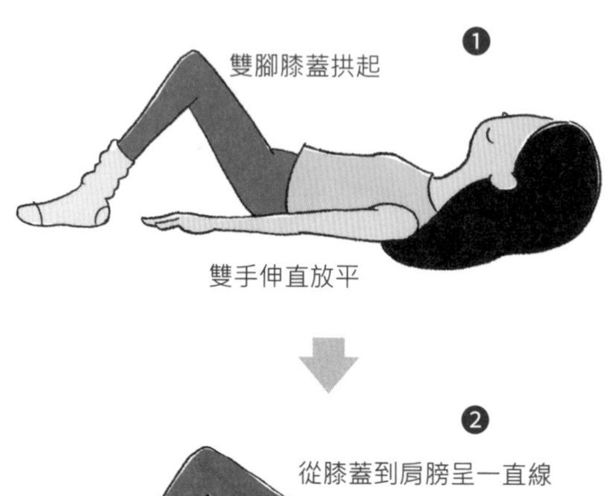

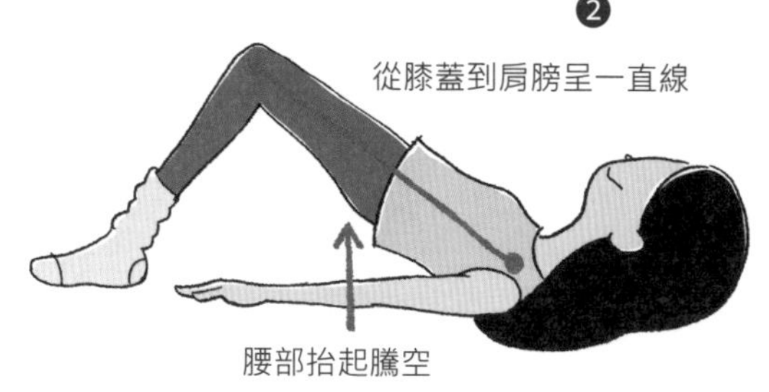

健康小撇步

Step 1. 身體仰躺，雙腳膝蓋拱起來。雙手伸直放平，手掌向下。

Step 2. 腰騰空抬起，維持 10 秒這樣的姿勢不動，再放下平躺，回到圖 1 的位置。兩動作 1 組，共做 5 組。

小林醫師 SAYS

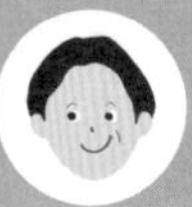

提臀運動可以鍛鍊到容易退化的骨盆底肌群與肛門括約肌。這麼做不僅能改善便祕，還會有防止漏尿的效果。

TOPIC 7

下半身拉抬運動

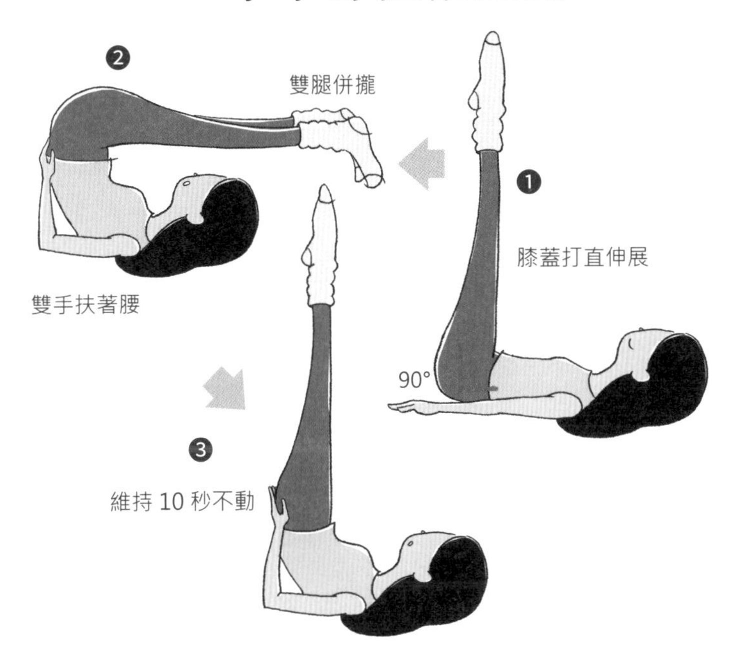

健康小撇步

Step 1. 身體仰躺，雙腿慢慢抬起和地板呈現垂直角度。

Step 2. 雙手扶著腰，抬起腰部，雙腿保持併攏姿勢，再彎腰，腳則往頭部方向伸展。

Step 3. 雙手繼續扶腰，用肩膀支撐全身，下半身盡量伸直並維持姿勢 10 秒。重複 1 至 3 動作，共做 5 組。

小林醫師 SAYS

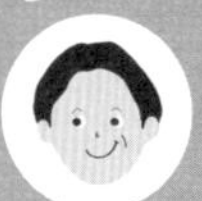

保持雙腳向上的姿勢可以鍛鍊腹部肌肉，同時還能刺激腸道的蠕動，尤其是針對現代人常見的腸下垂，更有顯著的改善效果。

第4章 鍛練肺功能也能調整自律神經失衡

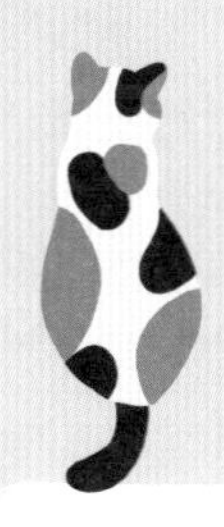

要調整自律神經，

小林醫生您會怎麼做？

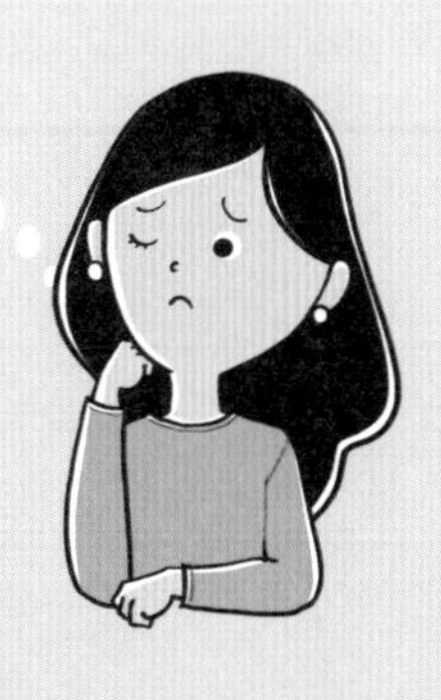

要腸活也要肺活，調整自律神經，每天肺功能訓練不可少

除了腸活，小林醫生每天還會做什麼來幫助自律神經呢？

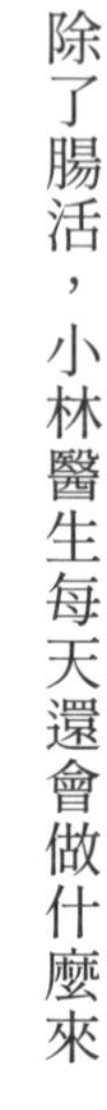

我會自我訓練肺部機能，簡便來說就是「肺活」。

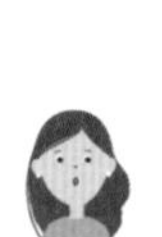

咦？肺部？確實醫生先前提到不少關於呼吸的話題，但對調整自律神經來說，爲什麼肺也是重要的呢？

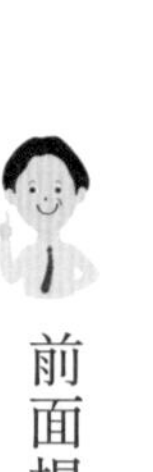

前面提到的呼吸算是蜻蜓點水，點到爲

止。在這裡要特別提醒**呼吸是自律神經直接控制的**。呼吸是非意識下、自然而然發生的行爲動作，也就是說由自律神經主導呼吸。不過，呼吸和血液循環、體溫調節、免疫或是消化等等系統運作機制不全然一樣，它是可以自行調配，要大口大口吸氣，還是輕輕吐氣，可自主決定。

當面臨緊張，或是感到壓力沉重時，深呼吸一下，有助提升副交感神經的活性，可讓自己冷靜、緩和下來，對吧。

沒錯就是這樣，記得很清楚呢。所以緩緩地深呼吸，會讓橫膈膜跟著上下移動，而移動的幅度益發變大，副交感神經的活性就會提高。總而言之，只要**改變平常的呼吸習慣，自律神經自然就能調整到正常狀態**。

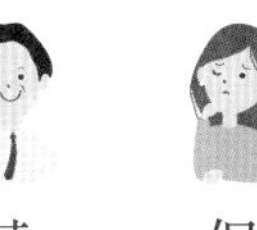

但是肺可以訓練得了嗎？無法想像。

基本上是無法直接對肺部進行鍛鍊，那麼，肺活可以做的，無非是訓練胸腔周圍的呼吸肌，其中便包含橫膈膜。呼吸肌群愈是有柔軟彈性，胸腔活動範圍也會愈廣，肺部自然能吸入更多空氣。

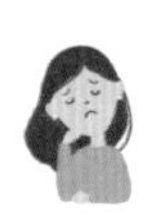

每次上下爬樓梯就喘的要命，感冒後一直咳個不停⋯我的肺功能還眞廢，像這可以靠肺活來改善治療嗎？

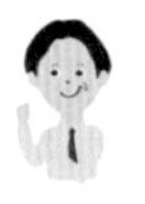

肺功能退化原因之一是老化引起，另個就是肺部細胞壞死所引發的機能衰退，可惜的是肺部細胞一旦壞死，無法恢復到原本的狀態，但是**由老化所導致的機能衰退，有機會可以阻止惡化**。更準確地說，無論到了幾歲，都有辦法可以提升肺功能。我的解決方法是肺活，強化呼吸力的訓練。

知識2 ★ 肺和血液關係密切

肺活運動做得好，血液質量會好到沒話說

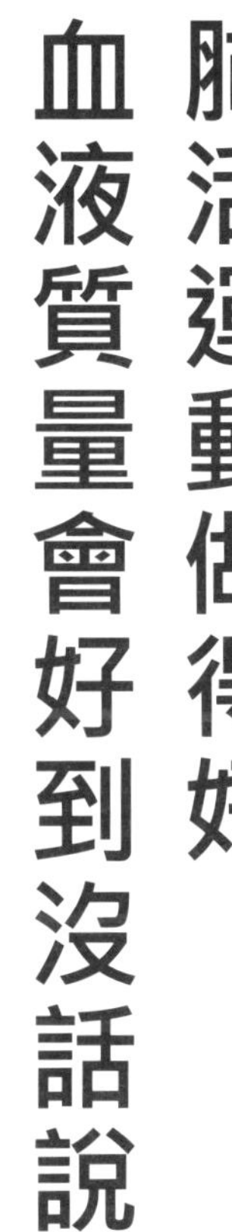

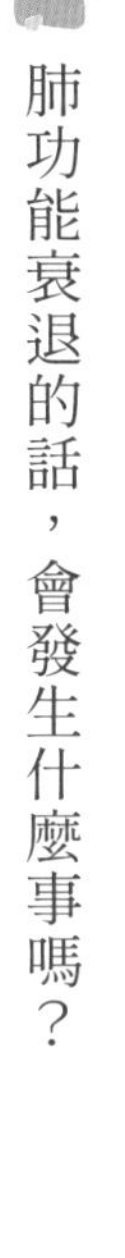

肺功能衰退的話，會發生什麼事嗎？

一旦肺部機能變弱了，肺泡細胞便無法吸入足夠的氧氣。**全身細胞會有缺氧危機**，後續更會延伸成爲罹癌的原因。除此，血液含氧量濃度下滑，爲了要回補足夠氧氣，迫使身體以更頻繁的呼吸次數來回應，你覺得這麼一來會有什麼後果呢？

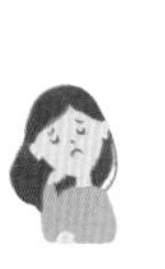

應該很痛苦吧，而且感覺會很疲憊。

其實這會造成我們無法做出深呼吸動作，只能改以連續淺呼吸供給所需。前面已再三點出深呼吸對人體有極大的好處，反之，**呼吸淺會干擾自律神經，促使精神狀態、各器官以及血管健康出現問題**。

總覺得，**人體的所有一切全都是互相串連在一起的**啊。

從新冠肺炎可看出一二。確診新冠的重症感染者，他們的肺往往也會受到嚴重的傷害，所以才會出現那麼多患者戴著氧氣罩的新聞畫面。肺泡細胞壞死，以致血液無法攜帶足夠氧氣，這也是患者離不開氧氣瓶的原因。另外血液也擔起免疫細胞運送功能，而在此時免疫力亦跟著下降。其實不只是容易傳染的新冠病毒、其他各式各樣的不適症狀，以及高居日本人十大死因第六名、高齡族群有增加趨勢的吸入性肺炎在內，有很多病症都源自於肺部機能的衰退。

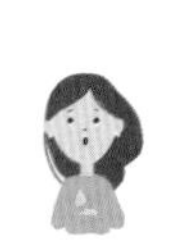

原來肺負責如此重要的工作，以前都不知道是這樣。

當我還是外科住院醫師時，接觸過葉克膜（又稱體外維生系統），親眼見著二氧化碳濃度過高的混濁血液，經由葉克膜引流循環，恢復成新鮮健康的顏色，所以更加理解肺機能如此重要。爲了保持健康的身體，血液養護非常要緊。

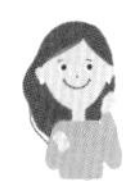

意思是說，肺功能如果提升了，血液中的含氧量會跟著提高，血液的品質也會變得更好囉。

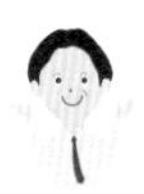

就是這回事！把自律神經調整好，血氧濃度高的優質血液就能毫無滯礙地送到全身各處，身體才會保持在最佳狀態。

知識3 ★ 有效且很好學會的深呼吸法

真的只是深呼吸就好，即可直接調節自律神經

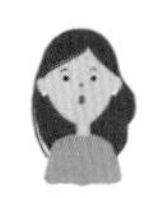

深呼吸的重要性已經瞭然於胸，只不過深呼吸說歸說，有什麼幫助深呼吸的方法嗎？比方說用鼻子吸氣、嘴巴吐氣，吸吐氣要維持幾秒以上之類的呢？

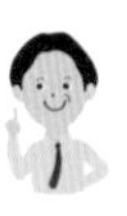
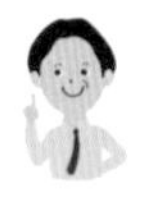

來介紹些特殊的呼吸法吧，它叫做**「緊張消除呼吸法」**。方法很簡單，**鼻子吸氣3秒，再由嘴巴吐氣6秒，也有人叫它一比二呼吸法**。事實上，當我在指導運動選手或藝人歌手時，也都會傳授這個方法。只要能夠好好掌握要領，隨時可在緊張或不安的時候派上用場。作法

一點都不困難，簡直是想到就能做的程度，所以請務必當作每天的功課好好實行。

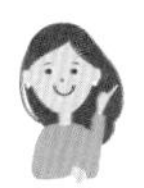

看來這是各領域專業人士都會拿來練習的呼吸技巧耶。

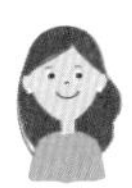

呼……光是重覆做個幾次，感覺心情跟著平靜許多了呢。只是最近不知道怎麼搞得，老覺得渾渾噩噩的，好像有腦霧……

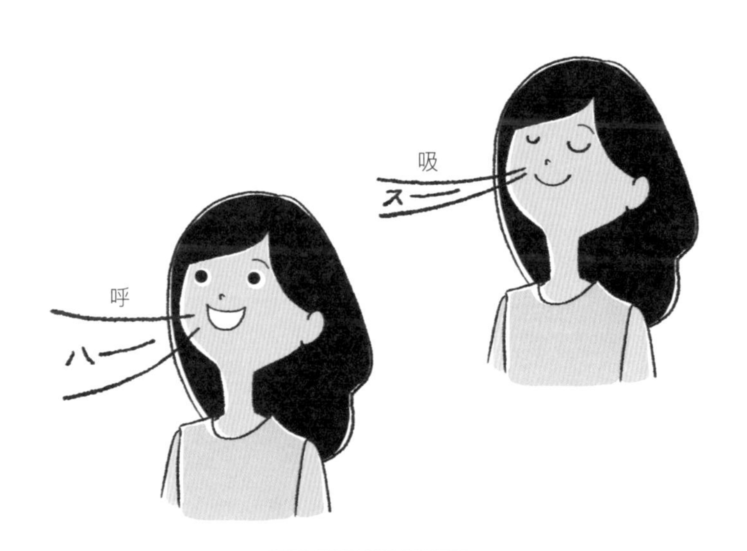

健康小撇步

Step 1. 坐在椅子上，背部挺直。

Step 2. 雙手手臂交叉環抱，就像是抱住自己（眼睛要閉著或張開都可以）。

Step 3. 兩手環抱自己同時，鼻子吸氣 3 秒。

Step 4. 接著從嘴巴慢慢吐氣 6 秒。重覆 1 到 4 的步驟共 10 回，時間大約是 2 分鐘。

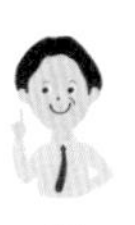

當下時代變化太劇烈，想必很多人隱約感受到不安與壓力，日常生活中，相信也有一群人因爲太過專注於工作或興趣，會下意識地過度屏氣凝神，甚至讓呼吸變得短淺。

的確是到目前爲止都沒有好好關注過自己的呼吸狀況。但總之聽起來就是把**呼吸調整好，身心靈等各種問題就會有所改變**，對吧。當煩躁或緊張的情緒襲來，趕快用上這個呼吸法，感覺應該也可以讓情況好轉。

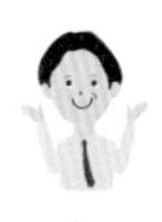

怎麼呼吸，已說明仔細，然而實際執行時，別把自己逼太緊，太過度在意細節，反而適得其反。最重要的是記得**慢慢地吐一口長長的氣，藉以提升副交感神經的活性**。當靜脈及動脈的血流量增加時，血液就會順利送到身體的各個角落，肌肉也會因此而舒緩放鬆下來。

知識4 ★ 肺活運動改善自律神經失衡

9組簡單操不求人，提升呼吸力調整自律神經

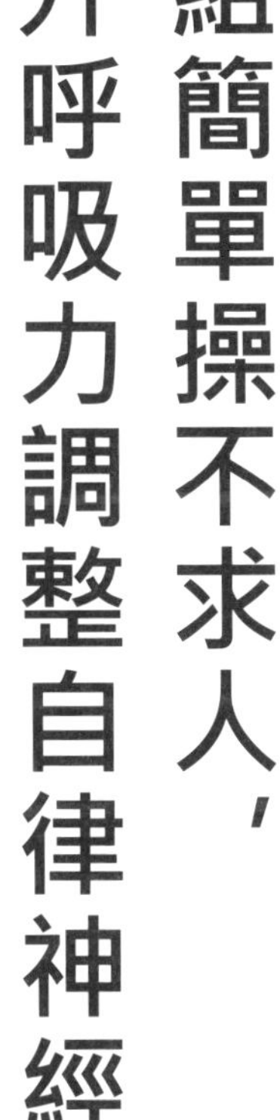

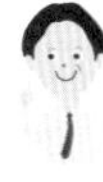

和年輕時比起來，似乎更容易感到疲憊呼吸急促，難道我的肺機能衰退了？

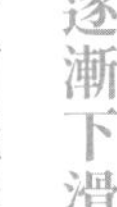
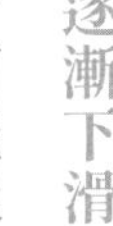
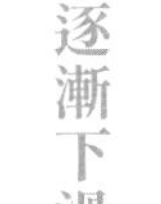
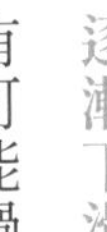
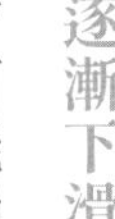
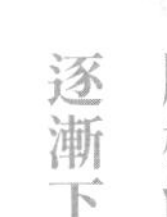
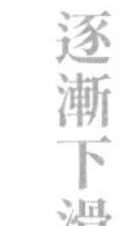
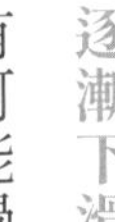
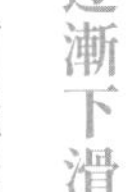

肺機能從二十幾歲開始會隨年齡增長而逐漸下滑。老菸槍或是有抽菸習慣，很有可能過40歲後，肺功能急速衰退。

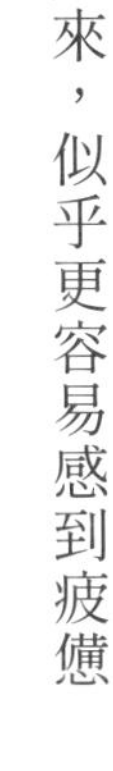
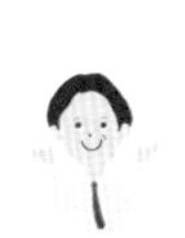

天啊！我以前一有壓力，多少也會抽。

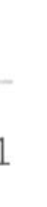
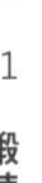
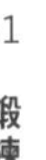
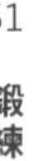
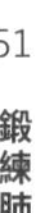
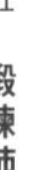
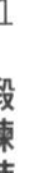
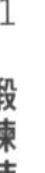
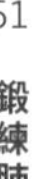
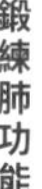
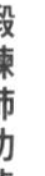
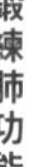
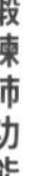
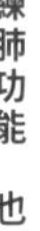
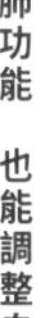
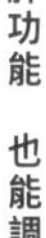

雖然很難有明確跡象來辨別肺功能衰退，但放著不管並非好事。

現在你的肺是哪種狀態

從自律神經的角度出發，調整呼吸有個極大好處，那就是強化「肺部的力量」，由於肺部是肉眼看不到的器官，所以大多數的人都一副無關緊要樣，總之，在開始鍛鍊肺機能之前，先讓我們藉由以下的檢查表來了解自身狀態如何。

首先，透過檢查表來確認自己的肺部狀態

- □ 走上坡道或樓梯時，很喘，呼吸困難
- □ 有抽菸習慣（或過去有抽菸的紀錄）
- □ 有氣喘之類的呼吸系統疾病
- □ 呼吸的時候會發出咻咻或喘息的怪聲
- □ 跟年紀相仿的人走在一起，有點跟不上對方
- □ 感冒時，曾3周以上無法痊癒的紀錄
- □ 一天會咳嗽好幾次
- □ 會爲一些雞毛蒜皮小事耿耿於懷
- □ 總是睡不好
- □ 因嚴重的肩頸僵硬及頭痛而困擾不已
- □ 長期與慢性疲勞爲伍
- □ 容易陷入不安與恐慌情緒之中
- □ 便祕
- □ 因容易怕冷、肌膚粗糙等問題感到困擾

有打勾 3 個以上的人，要注意肺功能可能正在衰退。接下來將詳細介紹肺活訓練法，讓我們一起來提升肺部機能吧！

TOPIC 1

胸腔訓練法

❷
❶
雙手交叉固定
向上伸展
慢慢地將身體
彎向一側

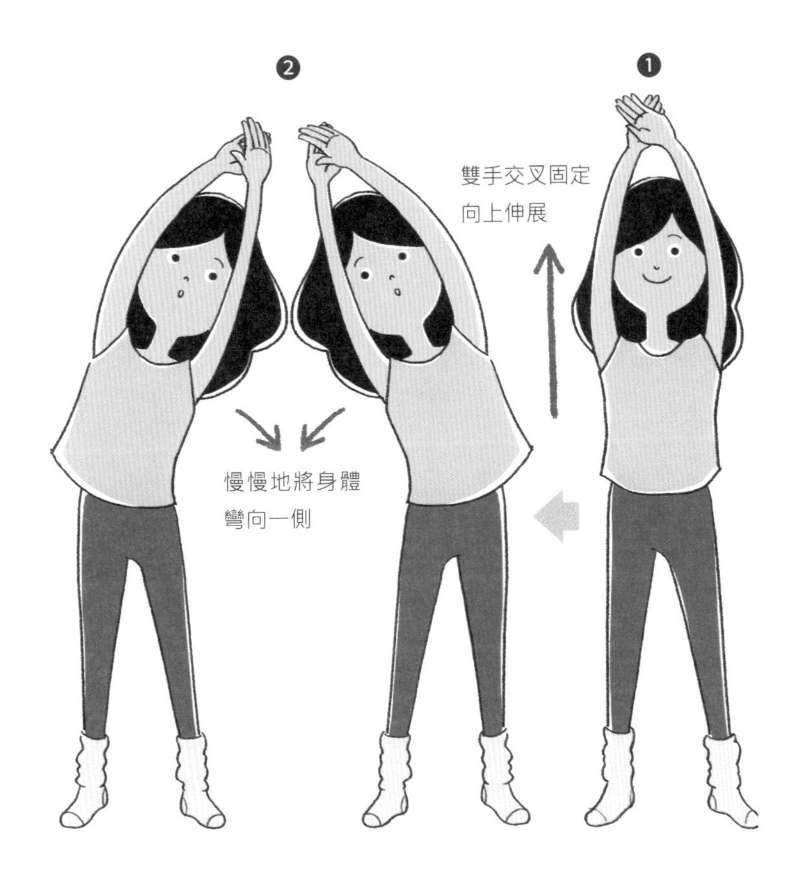

健康小撇步

Step 1. 雙腳打開與肩同寬，身體站直。雙手高舉過頭部，手心相互交叉。用鼻子吸氣的同時，手臂向上展。

Step 2. 手心維持交叉的姿勢，邊用嘴巴慢慢吐氣，身體邊往右側彎。接著同樣鼻子吸氣，重覆第一個動作，隨後吐氣，彎向左邊，這樣左右動作 1 組共做 5 回。

TOPIC 2

肩胛骨訓練法

| POINT |
伸展肩胛骨周邊的
肌肉，可以讓肋間
肌舒展開來，使得
胸腔更容易活動。
❶
手心朝外
❷
雙手手背併攏
90°
| POINT |
坐著練也沒
問題！

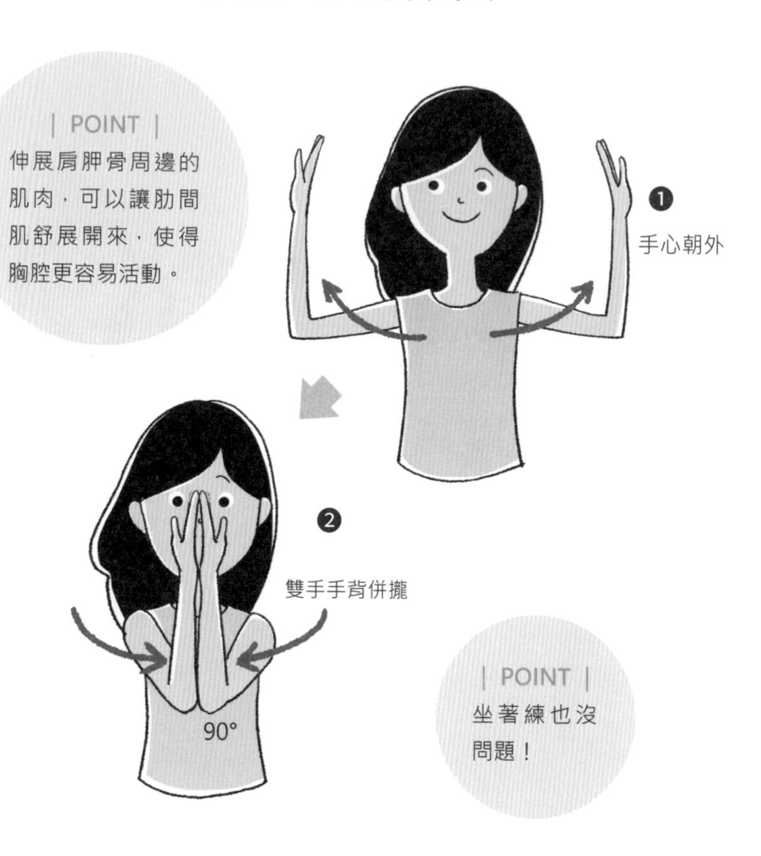

健康小撇步

Step 1. 雙腳打開與肩同寬，身體站直。背部向上延伸，鼻子邊吸氣，邊將手心向外轉動，手肘呈現 90 度彎曲，雙手手臂打開。

Step 2. 嘴巴慢慢吐氣的同時，邊將手背併攏，記得大拇指是朝向外面，前臂需併攏於胸前。重覆 1 與 2 動作，共做 10 組。

TOPIC 3

肋骨周邊訓練法

雙手抓住肋骨
周邊，慢慢吐氣
❶
❷
注意力道
別太過
| POINT |
一邊抓住肋骨，一邊慢慢呼吸，這個動作可以為胸部帶來刺激，肋骨周邊的肌肉也會因此而舒展開來。

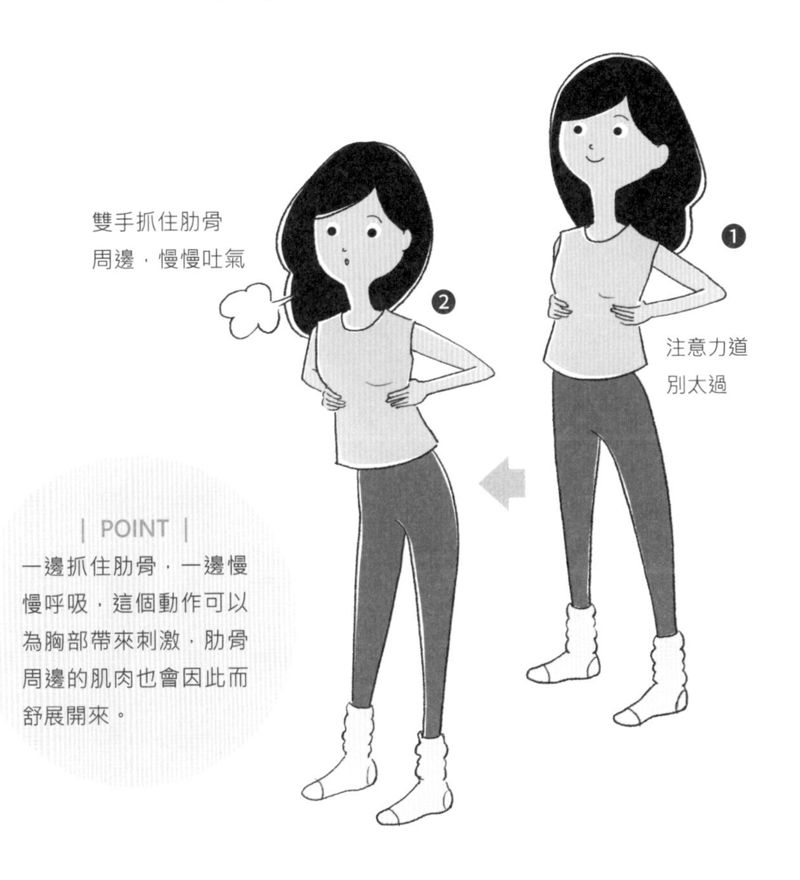

健康小撇步

Step 1. 雙腳打開與肩同寬，身體站直，雙手各自抓住左右邊的胸部下方。身體稍微向後傾，用鼻子慢慢吸氣。

Step 2. 雙手保持抓住胸部的姿勢，將身體慢慢往前傾，邊用嘴巴慢慢吐氣。步驟 1 與 2 反覆做 10 組。

TOPIC 4

蛙式訓練法

| POINT |
手臂前後左右旋轉擺動，可以讓肩胛骨及胸部周邊的肌肉獲得舒緩放鬆。
❶
手臂舉到與肩同高
慢慢吐氣
❷
手臂像蛙式游泳一樣舞動

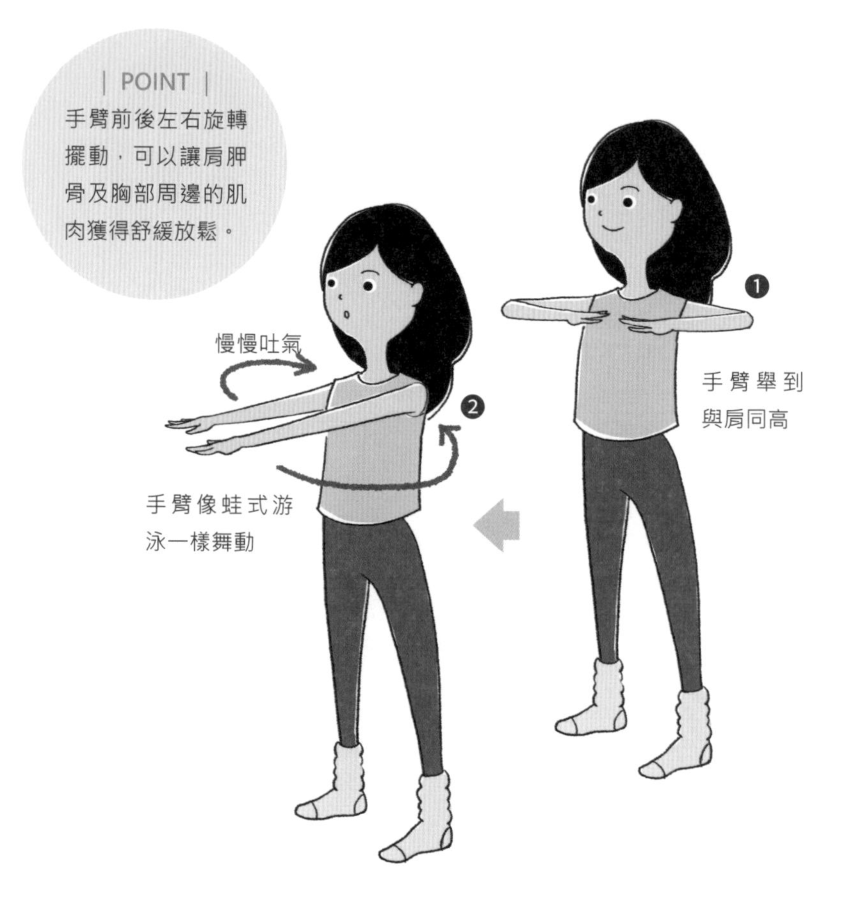

健康小撇步

Step 1. 雙腳打開與肩同寬，身體站直，手臂往身體彎曲，掌心向下，抬高到肩膀處。鼻子記得要慢慢吸氣。

Step 2. 雙手向前伸直，邊用嘴巴慢慢吐氣，同時以蛙式游泳動作滑動手臂，並回到步驟 1 的姿勢。重覆兩動作，共做 20 組即可。

TOPIC 5

胸部扭動訓練法

| POINT |
藉由擺動手臂來連
動胸部，讓胸部周
遭肌肉群放鬆。
❶
邊吸氣邊向
前後伸展
❷
吐氣同時，像走
路那樣擺動手臂

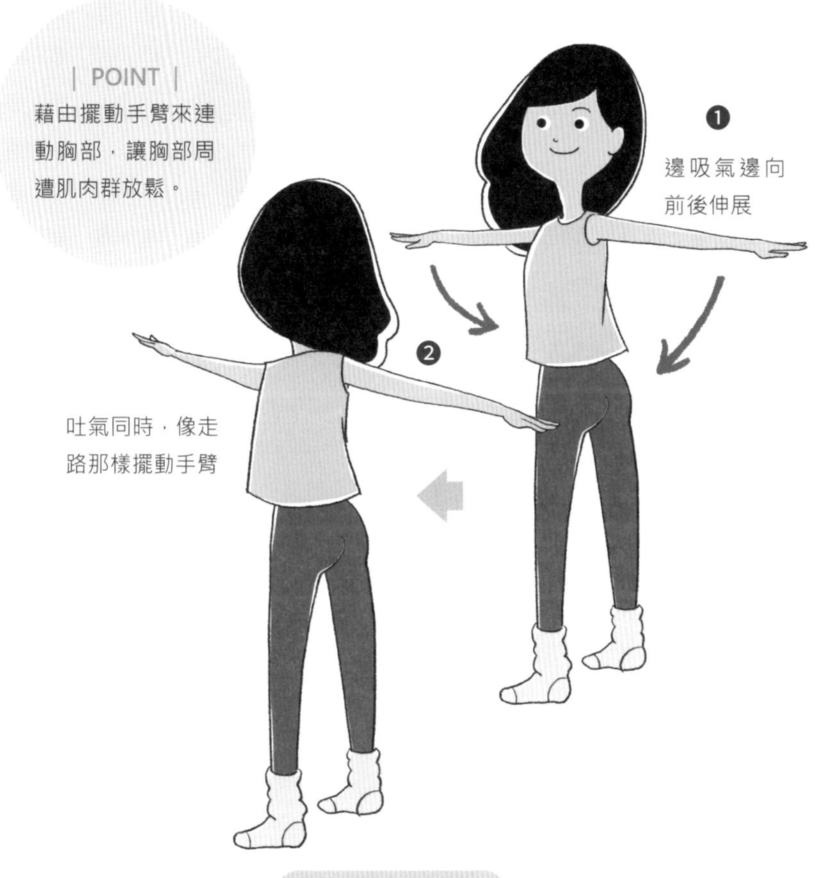

健康小撇步

Step 1. 雙腳打開與肩同寬，身體站直，鼻子吸氣的同時，右手往前伸展、左手則往後拉。

Step 2. 嘴巴邊吐氣，手擺動動作改成左手往前、右手往後。就像平時走路一樣，雙手手臂自然上下擺動。步驟 1 及步驟 2 反覆做 10 組。

TOPIC 6

深呼吸訓練法

| POINT |

利用小洞口練吸氣吐氣，會讓肺部的負擔增加，但可使橫膈膜等肺部周邊肌肉群就可以獲得鍛鍊。

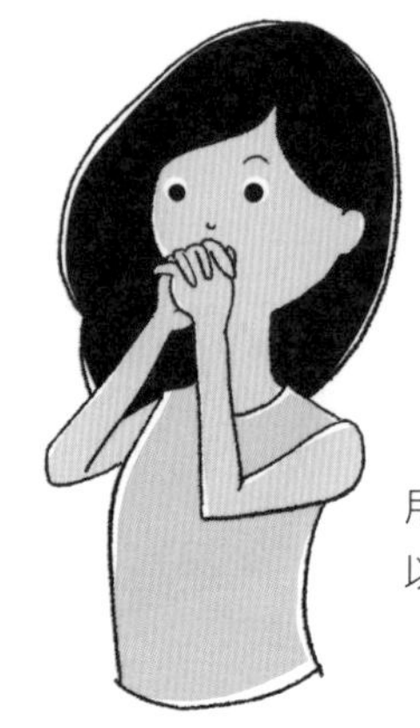

❶ 用手掌做出一個可以吐氣進去的小洞

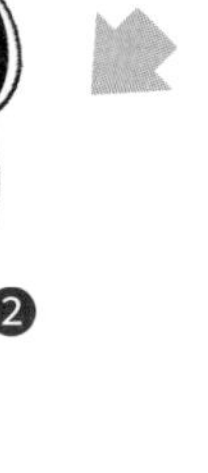

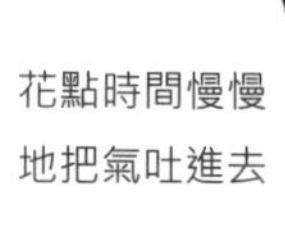

❷

| POINT |

也可以用吹氣球來代替。

健康小撇步

Step 1. 坐在椅子上，背部打直。雙手指掌交叉放到嘴巴前方，用大拇指及食指做出一個小洞，然後大大地從洞中吸入一口氣。

Step 2. 再慢慢往指間圍出來的洞吐氣。將步驟 1 及步驟 2 反覆做 10 組。

TOPIC 7

菱形肌訓練法

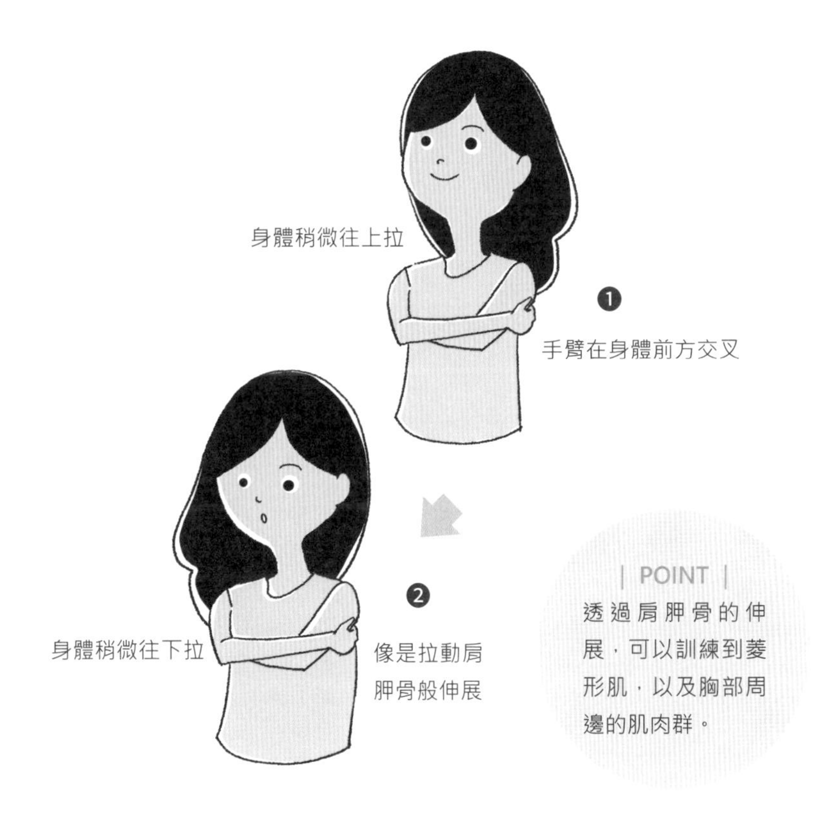

健康小撇步

Step 1. 坐在椅子上，雙手在胸前交叉，身體稍微往上拉，用鼻子慢慢吸氣。

Step 2. 身體稍微向下放，雙手抓住肩胛骨，用嘴巴慢慢吐氣。步驟 1 及步驟 2 反覆做 10 組

TOPIC 8
胸部訓練法

| POINT |
坐著也可以練！
❶
雙手輕輕握拳
❷
輕輕敲打
| POINT |
光是藉助輕輕敲打胸部及背部，就可以刺激肌肉，同時還能達到伸展的效果。

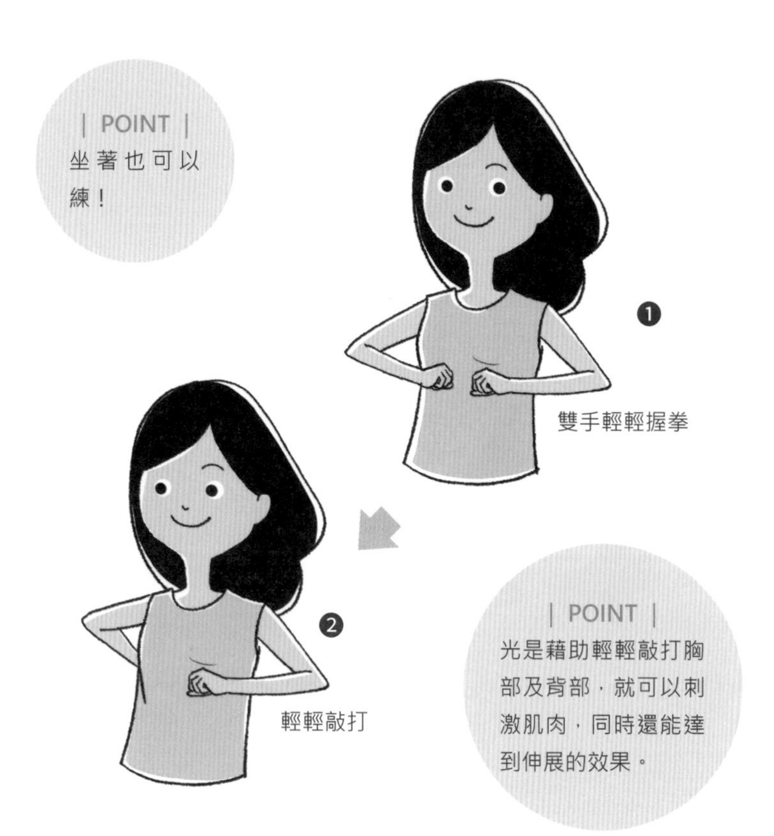

健康小撇步

Step 1. 背部伸直站穩，雙手握拳輕輕敲打胸部四周。

Step 2. 同樣地，用雙手輕敲背部。步驟 1 及步驟 2 反覆進行 1 分鐘。

TOPIC 9

前鋸肌訓練法

| POINT |
按摩前鋸肌來放
鬆胸部周邊的肌
肉群，同時也有
伸展的效果。
❶
位在腋下附近
❷
另一側的手可以
輕鬆搆著的位置
| POINT |
一樣坐著也
能練。

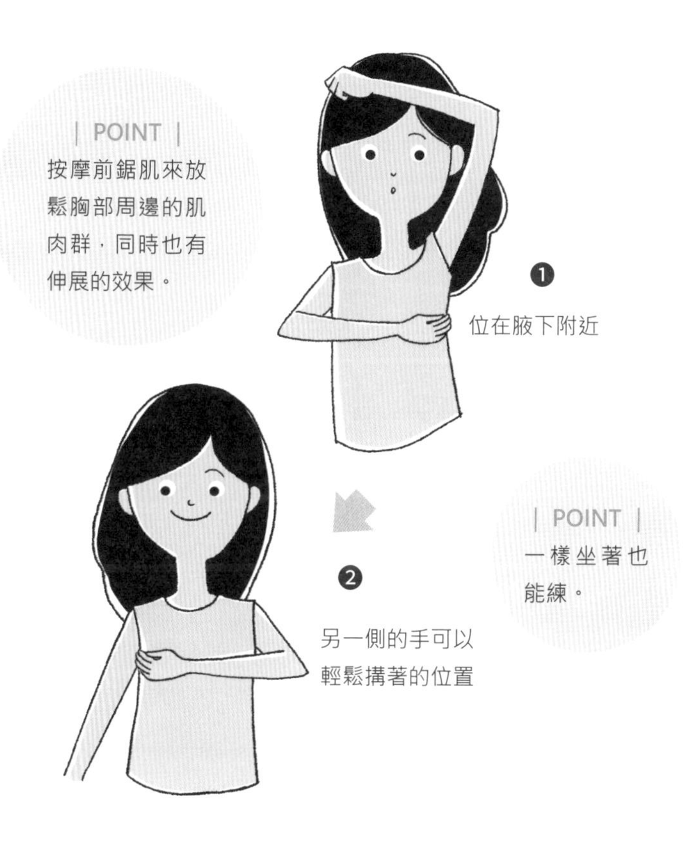

健康小撇步

Step 1. 背部伸直站穩，右手伸至左臂腋下附近的位置，並開始進行按摩。

Step 2. 另一邊也採取一樣的動作，左手伸到右手腋下去做按摩。重覆步驟 1 與 2 動作進行 1 分鐘。

第5章

一定要知道的絕招 自律神經最愛的放鬆法

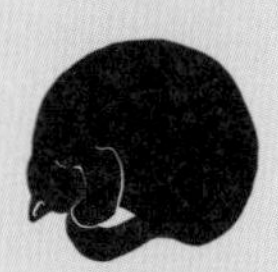

到底該怎麼做，才不會被「壓力」這個大魔王的回力鏢打到？

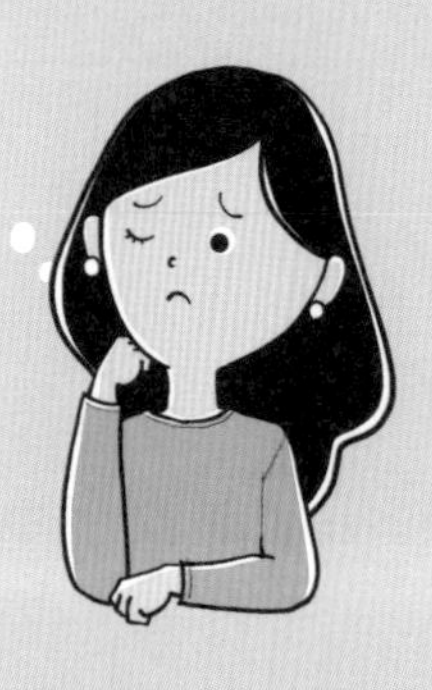

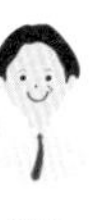

現代社會本就壓力重重，沒想到新冠疫情又攪亂一池水，製造恐慌，相信有很多人因爲無法習慣生活變化過大，對工作及未來也充滿不安，導致壓力益發沉重。根據我實際在門診看病的經驗，從２０２０年３月以來，精神受損的患者就有增加的趨勢。

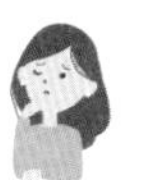

新冠疫情影響之下，過去覺得理所當然的事，現在都沒辦法去做，強行限制的情況也不斷增加，難免會讓人感到壓力比以前還要大上許多。在我身旁就有不少人因爲遠距工作的關係，導致喝酒、抽菸的次數跟量都提高了。

其實只要稍微花點心思，我們就可以避開這些壓力，緊接著來介紹舒壓撇步，請務必在生活中多多活用。

知識1 一招快速對抗鬱卒感

忙到沒時間的時候，喝一杯熱咖啡解憂吧！

說到消除壓力的最佳飲品，相信大家一定優先想到含有咖啡因的咖啡或紅茶。在這些咖啡因飲料裡，熱咖啡更是具有改善腸道受寒、促使交感神經提高活性，以及趕走睡意的效果，所以也會把咖啡當作提神飲料。

不僅如此，咖啡更有抗氧化功能，可幫助末梢血管擴張，讓血液循環獲得改善。陷入低潮的情緒能稍獲舒緩，或許是因爲血液循環變好關係也說不定。

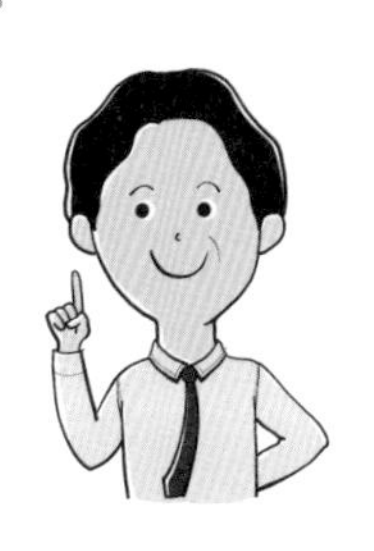

另外，根據美國哈佛大學的研究指出，咖啡可有效提升血清素及多巴胺的分泌量，這兩者就是衆所周知的幸福荷爾蒙，所以喜歡喝咖啡的人比較不會罹患憂鬱症。

不過，喝太多咖啡也不是好事，一些研究報告有發現咖啡若飲用過量，反而會提高自殺率。記得一天喝2到4杯，適量就好。

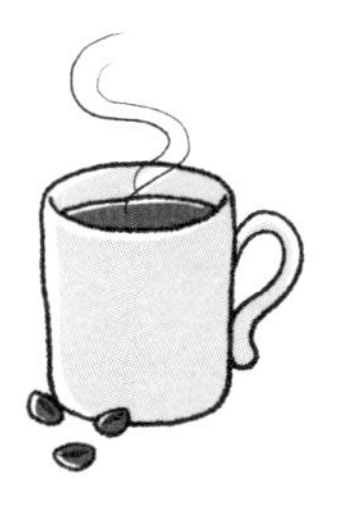

知識2 咀嚼東西也有效果喔

持續有感焦躁不安，嚼口香糖或吃根香蕉，會非常有用

情緒陷入焦躁不安，是自律神經失調極其明顯的證據。想要提升副交感神經的活性，好讓心情穩定下來，「咀嚼」是非常有效的方法。一旦遇到焦慮急躁，與其採取暴飲暴食方式來緩和情緒，不如利用「吃香蕉」跟「嚼口香糖」來消除焦躁情緒。

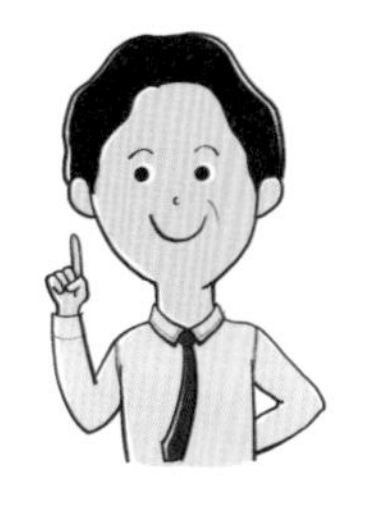

推薦香蕉是因爲香蕉營養價値高，對腸胃消化也很好，更重要的是，它很好找得到，不用特別跑超市購買，現在連便利商店都有賣，更何況吃的時候不會弄髒手，不會額外帶來壓力。

至於嚼口香糖，重點在於咀嚼，因爲近期研究證實咀嚼可以提升大腦的血液循環。除此，相關自律神經實驗也有發現，**大腦能幫助緩和情緒放鬆的「α波」**，**在嚼口香糖時也會增加**，可藉之提高副交感神經活性，所以覺得有點悶，心情快盪谷底的時候，來點香蕉或是嚼口香糖吧。

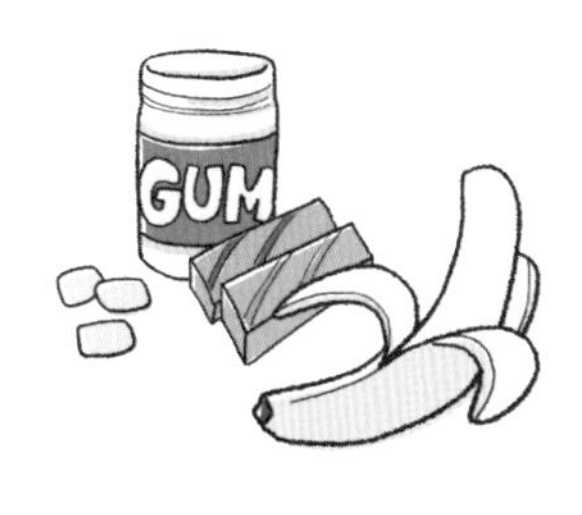

知識3 五感充電療癒法

當心情黑暗到不行，不知該如何是好，就往大自然走走吧！

近年來，有越來越多人離開城市，移居到能夠親近大自然的地方，甚至趁著周末例假日往山裡跑、海邊遊玩的人感覺也比以前多了不少。**其實人本來就很容易會在自然的環境中放鬆心情**，所以我想，那些因爲受新冠疫情而壓力倍增的人，肯定也很想往大自然移動。

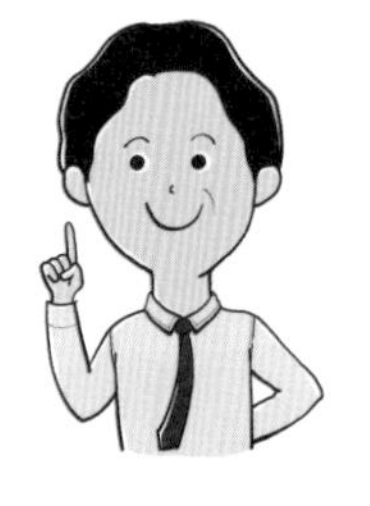

之所以會在大自然的環境中感到放鬆，是因爲身體五感感官被激活了。花的香味、海浪拍打的聲音、吹拂著肌膚讓心情大好的風、大自然所孕育的美景……這樣的五感刺激，自律神經就能獲得適當調節。

倘若周遭環境沒有大自然的元素，或是眞的忙到沒時間抽空去大自然走走，可以考慮播放像是海浪聲或鳥叫聲，具有療癒作用的音樂來聽，也可以使用天然花草萃取的精油，同樣有讓人放鬆的效果。在室內布置點藍色或綠色家飾飾品，也是個好方法。趕快找找身邊有沒有這類的東西吧。

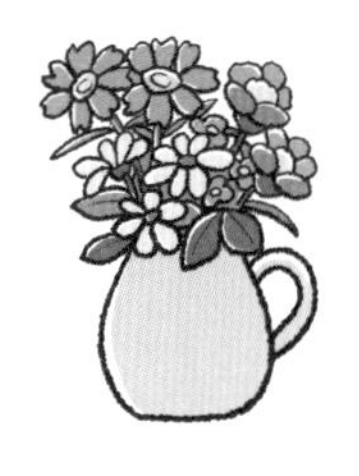

轉換注意力在每天三餐吃什麼，幫助冥想療癒漸入佳境

據說，近年來「冥想」已經走入許多人的生活之中，而**冥想也對調整自律神經失衡有很大的助益**。在海外有人把它稱作「正念」，一些谷歌及蘋果等國際大型企業，都不約而同用來做爲企業進修的內容，甚至將之落實在日常生活的人也是大有所在，我想那是因爲他們發現冥想的各種的好。

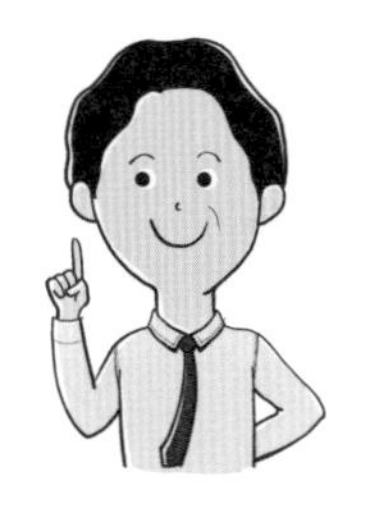

只是，儘管閉上眼睛就可以進行冥想，還是有很多人因爲不習慣集中精神，最後不了了之，以致於覺得出乎預料，有點難進入狀況。

在這裡眞心推薦好操作的冥想法——**飲食轉移注意冥想法**。冥想是集中意識、去除雜念的過程，爲的就是要幫助自己找回眞實自我，所以當你把注意力集中在吃食用餐上，便能卽可進入冥想狀態。

一邊將自己意識專注於正在吃什麼，**一邊花點時間自我檢視，試著思考一下有想要做什麼**，這麼一來，長期累積下來的壓力應該會緩和許多，免疫力也會跟著提升。

知識5 有效的泡澡方法

晚上泡個溫水澡，提高副交感神經活性後，換來一夜好眠

因爲平時太忙碌，洗澡單純淋浴沖一沖較省事省時，這對自律神經平衡是一大NG。請想想泡溫泉那時候的放鬆感吧，只要稍微改變一下洗澡的方式，就能收到令人驚訝的舒壓效果。

對自律神經來說，適當的溫度相當重要。最佳泡澡方式是用38到40度之間的溫

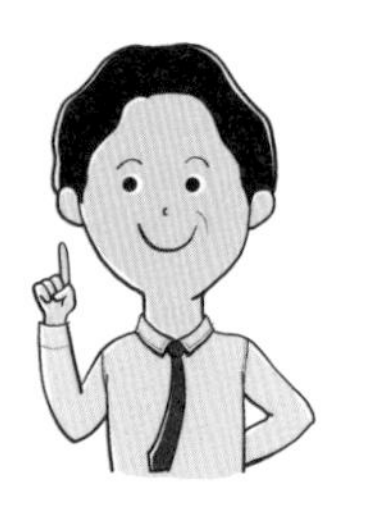

熱水，浸泡個10到15分。首先，先將距離心臟較遠的四肢澆淋熱水，再浸泡肩膀以下的部位約5分左右，最後利用剩下的10分鐘做個半身浴，泡到心窩附近就好。

爲什麼會說溫溫的水溫最好？主要是爲了避免直腸的溫度過高，確保身體內部可以保持在適當的溫度。建議使用的泡澡法，可以讓身體內部溫度保持在37到37.5度之間，泡澡後，可以在體溫緩緩下降的過程中進入夢鄉。相反地，如果泡澡溫度過高，會刺激到交感神經，讓自律神經失衡，所以請務必要多加留意。愈是疲憊不堪的時候，更應該別怕麻煩地泡澡放鬆一下。

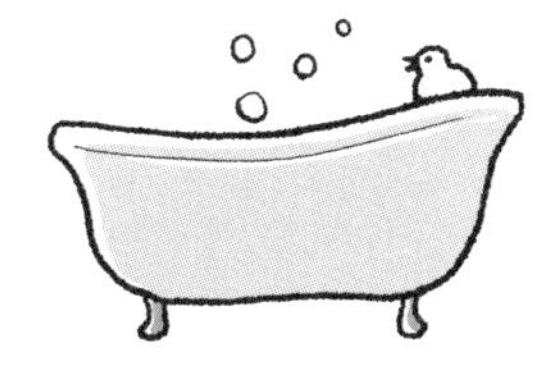

知識6 壓力有9成來自社交？

人際關係遇矛盾出問題，那就邊散步邊想方法調解

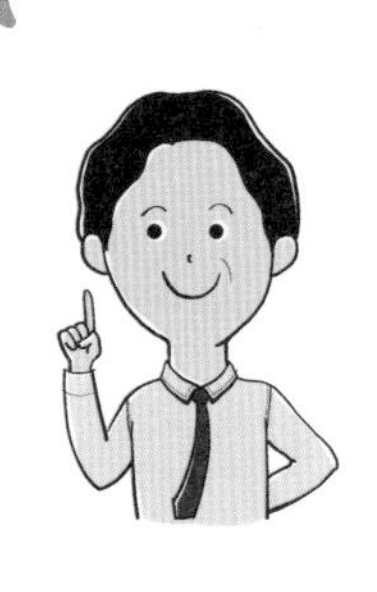

在所有壓力來源，有高達九成是人際關係引起。

當感覺到人際關係出現矛盾，陷入僵局卡住想不通透時，或是被壓力襲身，**請先放下一切去外面走一走吧**。就算悶在家裡想個老半天，也孵不出什麼好的解決方法來。只要出去走一走，身體跟著動起來，是會讓血液循環變好些，副交感神經的活性也會提升，進而讓人感到放鬆許多。再說出去走走，未必需要配

合做些什麼激烈性的運動，只要散散步對舒壓就很足夠。

接著來分享思考對策的好方法。人在思考解決方案的時候，往往會自然而然地做起深呼吸。由於突如其來的驟烈變化，很有可能會形成壓力來源，所以建議每天設定一目標課題，花30分來歸納整理。

事實上醫學界也有相關證明，邊活動身體邊思考，確實可以有效化解壓力，我自己也曾有過類似的自救經驗，這方法值得試一試。

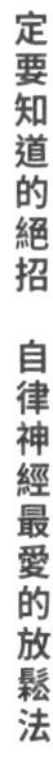
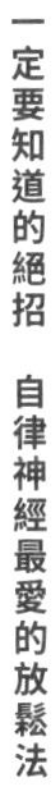

知識7 放假就是要用自己喜歡的方式過

假日想耍廢過也OK！只要一天結束後不後悔就可以

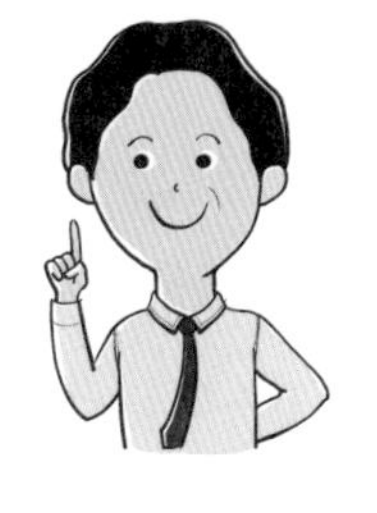

經常會聽到身旁的人嚷嚷著「今天過得好軟爛」而感到懊悔不已，但我總認爲難得的休假日，軟爛一點，其實沒什麼不好。若是一到假日，就想這個也做、那個也做，排一大堆預定行程，這樣也很不錯，重點在於是否照你自己喜歡的方式去度過。

最糟糕的狀況是，當晚懊悔地想著「我居然把時間拿來做那件事……」。一整天過下來，居然是以討厭的情緒收尾，在自律神經失調的情況下就寢睡覺，睡眠品質自然不會太好，也無法消除疲勞感。最好的方式是，緩緩地思考休假日要做些什麼，淨挑些即使沒有去做也不會感到後悔的事來做。說得極端一點，就算是耍廢、慵懶地過一整天也可以，不必為此覺得有什麼好可恥的。

雖然說懶洋洋地過一整天沒什麼不好，但是並不建議把假日的時間拿來睡覺，因為睡太多會讓副交感神經活性過旺，身體反而會堆積更多疲勞感。躺在床上睡太久，結果導致整個人更加疲憊的現象，這也跟自律神經有關。

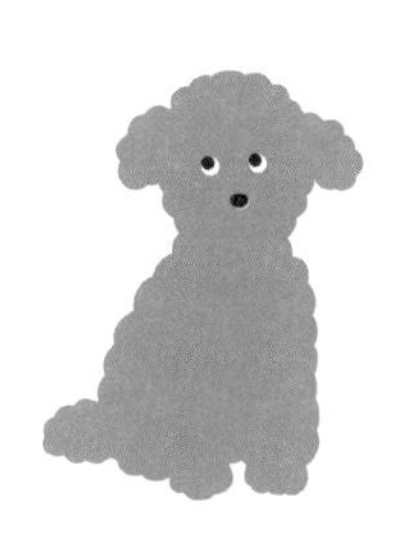

第6章

這些對自律神經好的事從今天起都變成生活好習慣

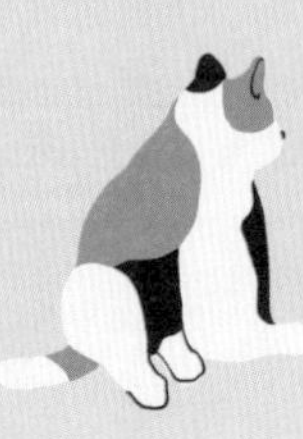

調整自律神經應該從什麼地方做起才是最正確的呢？

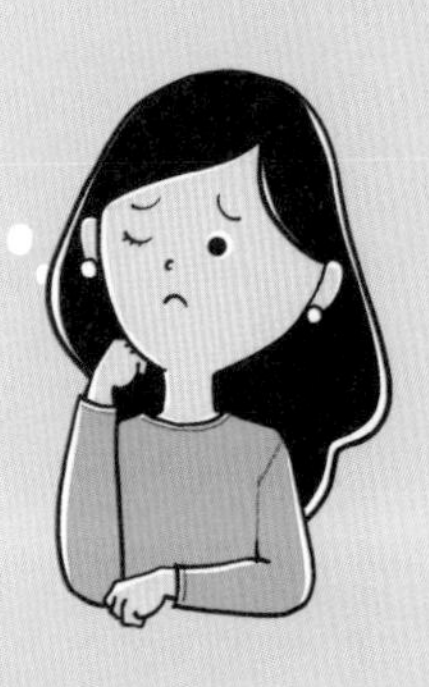

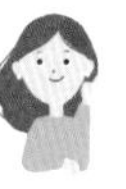

自從知道莫名不舒服跟自律神經密切有關後，有放下心頭大石的感覺，今後會積極地改變飲食習慣，養成良好的生活作息。但除此之外還有沒有什麼事應該做的呢？

養成習慣是最重要的一件事了。就像是沒有刷牙，整個人就會渾身不對勁一樣，最好把那些該做的事都變成理所當然的習慣。

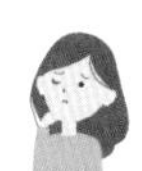

不過，那些對身體不好的事反而比較容易變成習慣，實際上應該要把對身體好的也變成習慣對吧？

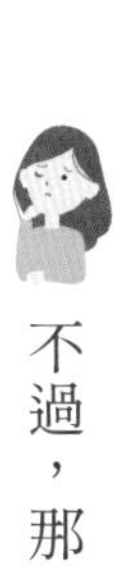

在本書最後的章節裡，我將介紹一些可以讓自律神經自然恢復平衡的好方法，每種方法都很簡單，務必好好運用，把它們變成生活習慣。

1秒能做到的事，試著用2秒來處理，慢慢來，不急

前面提到自律神經會因一點點變化而陷入紊亂失衡，像是壓力或焦慮情緒，都會對自律神經帶來巨大影響。

所以建議**放慢腳步**，以體感來說，**就是把1秒能完成的動作，變成用2秒來做，這樣會是最剛好的狀態**。

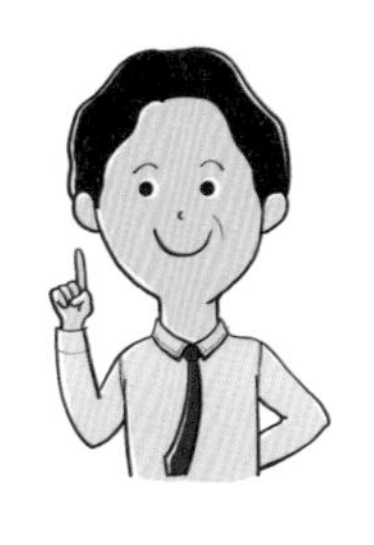

現代人幾乎都在追著時間跑，很難從容過日子，所以有很多人會感覺到交感神經的活性總是異常活躍，如同書中一直重複傳達的觀念，交感神經的活性變高，呼吸會變得短淺急促，血液循環跟著大亂，身心狀態及整體表現也會變糟。尤其人在焦慮緊張的時刻，特別容易不小心犯錯，很有可能就是自律神經失調惹的禍。因此，一旦察覺自己正處於煩躁焦慮狀態時，一定要有意識地讓自己慢下來，藉以提高副交感神經的活性，等到冷靜下來之後，再做出適當的判斷。

包含刷牙、吃飯、通勤、上下學等等日常生活中，再平凡不過的例行公事，記得也都要「慢慢來」喔。

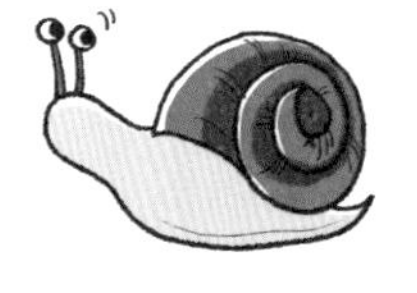

改變氣場磁波！每天提早30分鐘起床，讓自己過得更從容

放慢腳步就能讓自己更有餘裕。特別是在最容易被時間追著跑的早晨時段，保持從容不迫，說是調整自律神經的秘訣一點也不為過。

例如，每天提早30分鐘起床，享受灑曳的清晨陽光，悠哉悠哉地吃早餐，相信如此一來一整天都能保持從容的步調。更重要的是，**愈是從容不迫，會由內而**

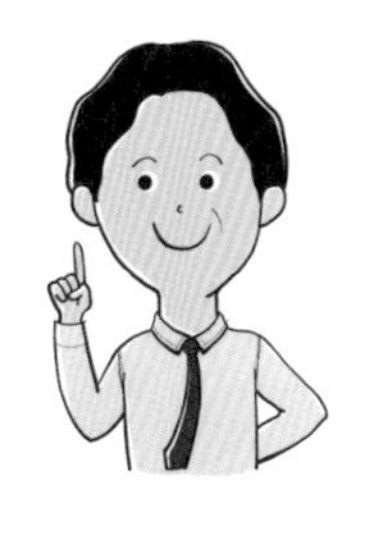

外散發出「可以做得到的強大氣場」。相反地，從一大早就開始步調紊亂的人，就算過程中做出了最正確的決定，可惜的是整體看來還是會走鐘，這眞的是一件不可思議的事情。

爲了保有餘裕，**前天睡覺前必須把隔天會用到的東西事先準備好**。確認好行程，將需要用到的東西放進包包裡，決定好要穿什麼衣服全準備著，那麼隔天起床就不會因爲少這少那而慌張失措，也不會浪費時間煩惱自己的造型，或是忘記帶哪樣東西，能這麼做，自律神經哪有紊亂道理。

想要當天有良好表現，總而言之，早上起來準備時段是重要關鍵，所以請務必試著**提早30分鐘起床**。

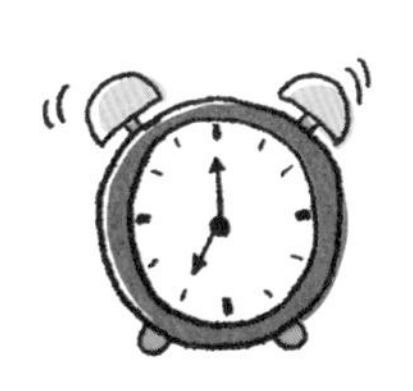

靠牆站立調整正確姿勢，隨時自我提醒站坐姿，可消除疲勞

自從智慧手機普及以來，經常彎腰低頭滑手機的低頭族愈來愈多，長期維持低頭姿勢，會讓腦下垂體機能受阻，呼吸變得短促，腸胃功能也會跟著變弱，最終結果就是自律神經異常，陷入失調紊亂。

如果意識到自己是這樣的狀況，請嘗試以「**靠牆站立**」姿勢來改善。方法很簡

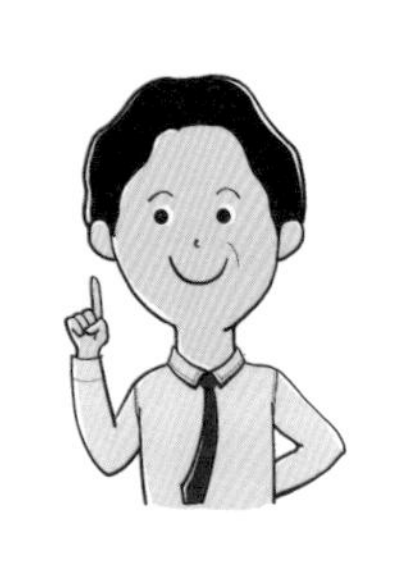

單，就是於牆壁前方站穩，雙腳打開與肩同寬，**後腦杓、肩胛骨與臀部等三個部位緊貼牆壁站立**。這麼做的話，**可以讓骨盆回正，身體調整回正確姿勢體態**。姿勢一旦正確了，血液循環會變好，自律神經也能回復平衡。

因此平時或站或坐著時，記得要盡可能維持這樣的姿勢，它不但能幫助調整自律神經，由於肌肉是處在均衡使用條件下，也會**有消除疲勞的效果**。

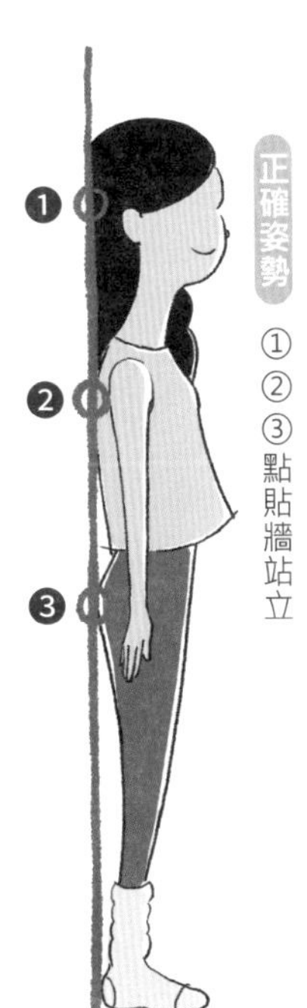

正確姿勢
①②③點貼牆站立

知識4 身體要鬆一鬆，活動筋骨一下

長時間坐著不動，那就每隔一段時間起來，練深蹲吧！

你知道日本是全世界坐著的時間最長的國家嗎？這是澳洲的研究機關的研究發現。研究指出日本人平均一天有7小時是坐著的，不過**長時間坐著，不僅會讓老化加速，罹患糖尿病、癌症、心血管疾病的風險也會變高。**

每天長時間花在坐辦公桌的人，可以偶爾起來做點深蹲。然而很多人會覺得深

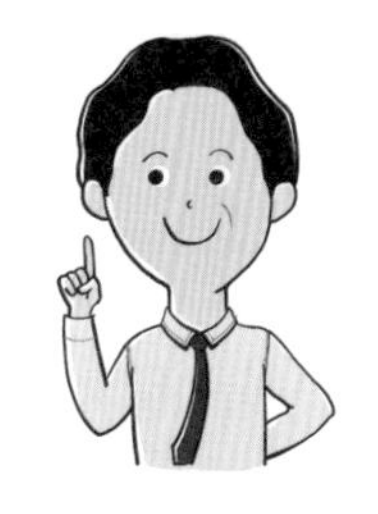

蹲不容易做，我推薦「**緩慢深蹲**」。在自己可以接受的範圍內，反覆練深蹲動作，像是利用工作中間的空檔休息大約做2組深蹲，一組30下左右。緩慢深蹲可以促進全身血液循環，自律神經獲得調節同時，還能鍛鍊到腸道肌肉及骨盆底群肌。

深蹲不需要額外準備場地，也不需要多花錢，更不需要搭配健身道具，但效果卻非常顯著，cp值高，所以沒有道理不做，是吧。

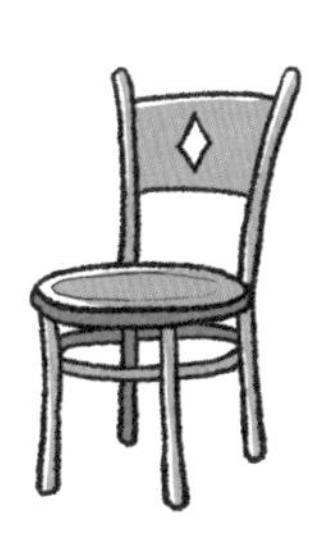

知識5 好奇心有助調整自律神經

在到站前一站下車，四處走走散步

想要有效提升免疫力，走路是不錯的選擇。

最理想的走路型態是晚餐過後，在呼吸不會過喘的程度下散步30分到1小時即可。或許會覺得這樣走路運動強度弱，好像沒運動到，但對副交感神經來說，卻是最剛好的狀態。睡前走得愈多，身體便會愈累，自然也就更容易入睡。

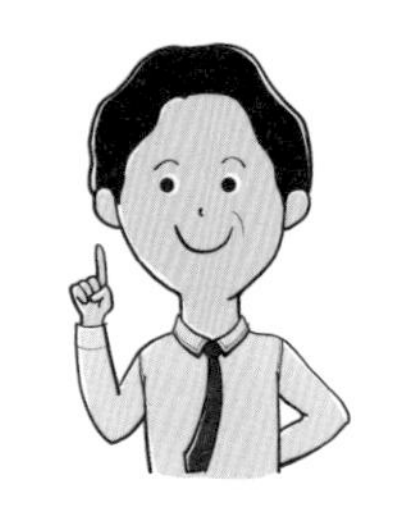

不過現代人每天忙到不可開交，連走路運動時間都沒有，所以相當建議搭電車時，提前一站下車走路散步。因爲走路不僅能調整自律神經，更重要的是，看看平時不常看的景色，可以刺激感官。再說，「好美啊、眞有趣、好開心、好棒啊」之類的種種正向讚嘆，即使每天只那麼一次發自於內心地說，**這些新的發現與感動，還是會不斷累積起來，也能磨練我們的感性思維。**

感性抑或好奇心會讓我們保持開朗活潑心態，進而調整自律神經失衡，自然身體就能永保安康。

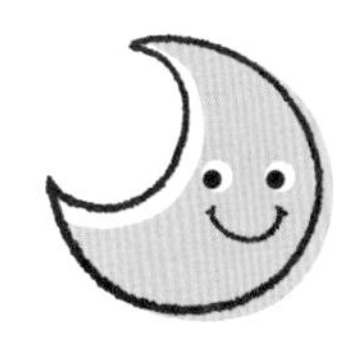

知識6 注意力更集中的方法

換掉難用的皮夾或包包，心情會更好喔！

這麼問可能有些唐突。你覺得你的包包平常有在整理嗎？要拿的東西可以馬上從包裡拿出來？假設你的包袋總是讓你很難拿出需要用到的東西，而且再怎麼整理也是枉然，那麼或許就該**買新的來替代會比較好**。被收據發票和卡片塞得鼓鼓的錢包也是一樣的道理。

爲何會這麼說呢？原因在於從包包或皮夾翻找東西的小動作裡，有很高的機率

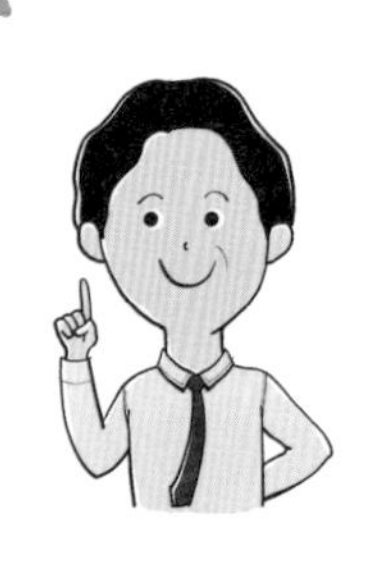

會讓自律神經陷入大亂的狀態。自律神經失調與專注力低下關係密切，而且，專注力一旦出現下滑，就很難再回到原來水平。例如工作時需要名片卻找不著，有可能會影響後續商務洽談。

優化要帶的東西，可以讓每天累積下來的小小壓力獲得釋放。不要因爲怕多花錢浪費了，便每天使用不適合自己包包或錢包，正因爲每天要用到，才要選一個能讓自己使用起來上手，心情也會好好的物件。

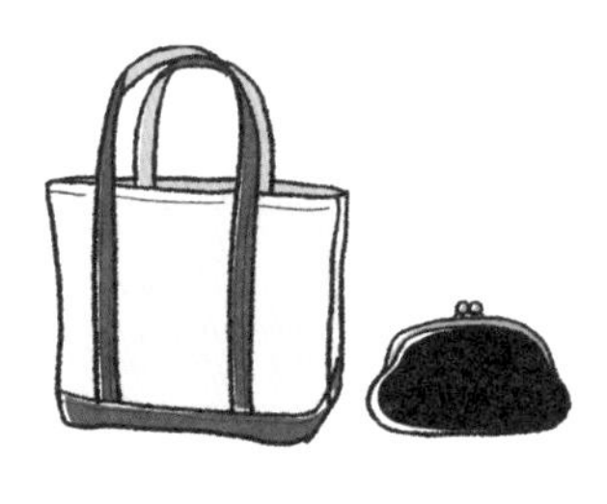

一天一整理，刺激感性活躍度

日常生活中，令我印象最深刻的自律神經調整法，就是「整理家務」。只要時間許可，無論平日或假日，都會自己動手做整理。

房間能看出主人的心理狀態，因此要是房間亂糟糟，那麼自律神經應該也很難平衡得過來。辦公工作桌上是否乾乾淨淨，也是同樣道理。想要把工作做好，在下班之前一定得把桌子整理乾淨，不再亂動。**自律神經有一特點就是「持續**

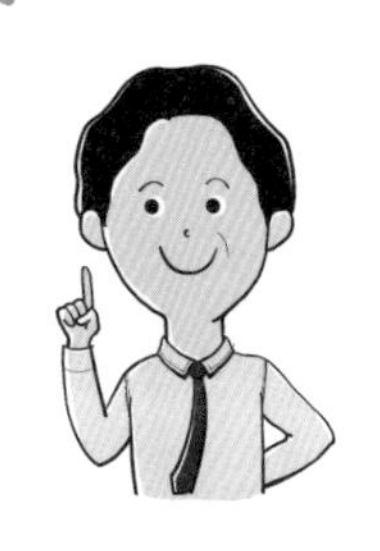

性」，如果事情在剛開始時可處理得很順利，那麼同樣的狀態便會一直維持下去。到了隔天，倘若還是可以在愉悅的心情下上工，那麼結果也會是好的。

提到的整理，有兩大要點須謹記，留下「能讓心情愉悅的東西」，以及「必要的東西」，其他的就大刀闊斧地「整理」掉。真心推薦能夠刺激感性思維的「一日一整理」給大家，無論是哪裡都好，只要把一個地方整理乾淨，一定也會有新的發現與感動。很難做到斷捨離的，那請別給自己太多無謂的選項，壓力自然不會累積，身心靈跟著變輕鬆許多，請務必親自體驗看看。

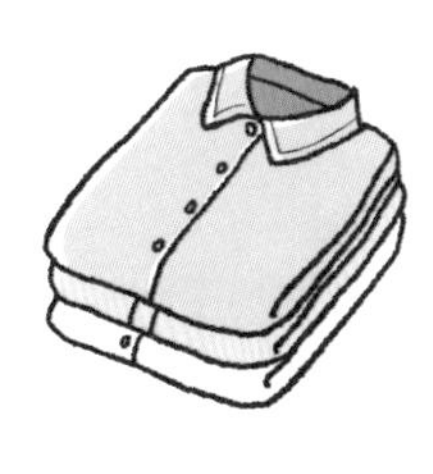

知識8 內心深處也需要妥善整「理」

心靈需要來點雞湯，日記排毒法，寫在紙上更有感

常聽人說，心中有迷惘困惑，甚至煩惱時，把它寫在紙上，一切就會好轉，這是爲什麼呢？答案是，**透過書寫可以幫助自我釐清思緒，讓內心回歸單純境界**。

養成書寫的習慣，壓力自然不易累積，而最容易養成、做到的莫過於寫日記。

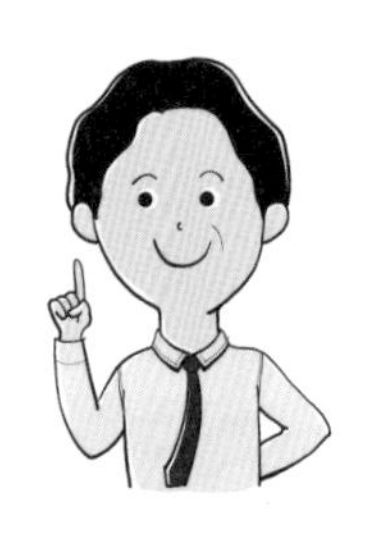

一天只要寫3行左右即可，即便是三天打魚，兩天曬網，沒什麼毅力的人也都可以做得下去。把當下感到擔憂心煩，或是有壓力的事情明確地寫下，雖說解決方法不見得會因此跳出來，但應該會在不知不覺中感覺輕鬆多。

不過有一點需要特別留意，日記一味地全寫負面消極言論，讓負面情緒延續到隔天的話，反而引來更多壓力。所以記得多寫一些正面的觀點，好讓自己能維持旺盛的熱情。

知識9 ♡ 想變更好就得學會關掉手機！

把握睡前黃金時段，將手機、電腦、平板等電子產品關機吧！

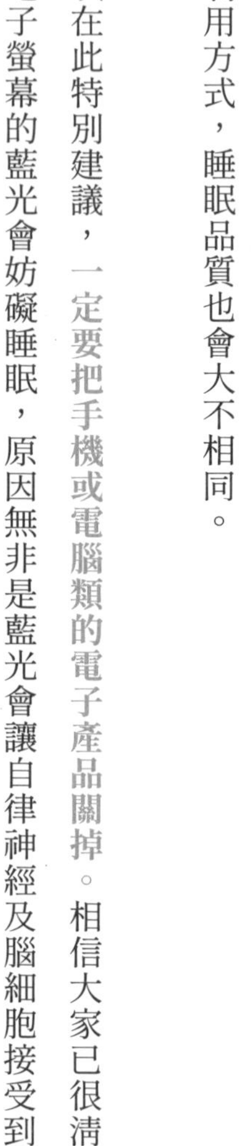

晚餐後到上床睡覺前的3小時是打造優質睡眠的黃金時段，這段時間根據不同的利用方式，睡眠品質也會大不相同。

所以在此特別建議，**一定要把手機或電腦類的電子產品關掉**。相信大家已很清楚電子螢幕的藍光會妨礙睡眠，原因無非是藍光會讓自律神經及腦細胞接受到

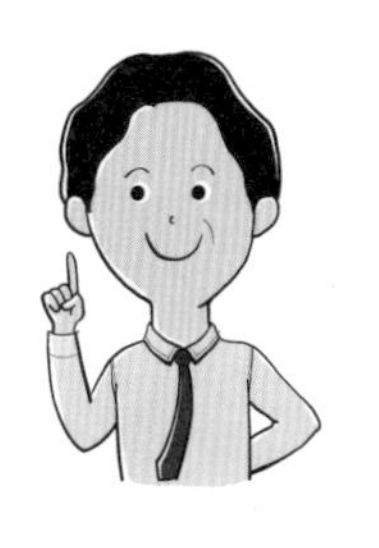

刺激，交感神經變得活潑。

先前再三提醒，**過度依賴社群平台會讓壓力更有感，連帶自律神經跟著大亂**。明明不想看了，卻又在不知不覺間1個小時就過去了，看了一堆不該看的，心情因此又受到打擊，大家是不是也有同樣的經驗呢？人在進入夢鄉之後，大腦會開始整理當天所接收到的種種資訊，若有不必要的內容在睡前被輸進腦中，交感神經會呈現亢奮狀態，也更不容易達到深層睡眠。

所以啊～經常不能好好睡的人，請在睡前將手機關掉吧。

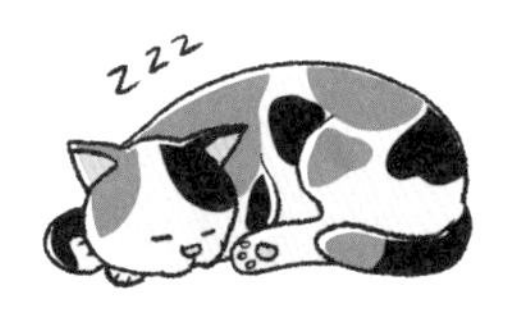

知識10 身體機制快速回復正常法

早上起床第一件事，請曬曬太陽，重新調校生理時鐘

我們**體內有一個生理時鐘**，它的作用主要是調節體溫與荷爾蒙的分泌，大家都有概念吧？生理時鐘是以25小時爲一個週期，當然，對照一天只有24小時的太陽週期，身體的生理時鐘硬生生多了1個小時的差距，爲了調整體內的晝夜節律，太陽光是關鍵。

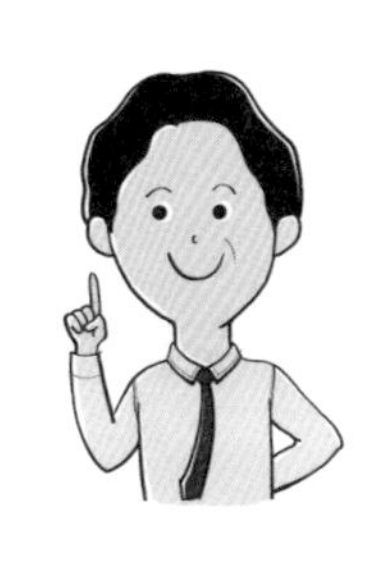

早晨是副交感神經要交棒給交感神經的重要時刻，讓自己沐浴在陽光下，能夠激發交感神經拿回主導地位，讓彼此換班換得更順利些。再者，**曬曬太陽可以增加血清素（褪黑激素的原料）的分泌量，而褪黑激素可增強免疫力與預防疾病**，因此，早晨起床曬太陽是百利而無一害。

建議早上醒來先把窗簾打開，用曬太陽來爲新的一天揭開序幕吧。如果家裡是安裝遮光窗簾，換成透光性高一點的窗簾，或許也是不錯的選擇。

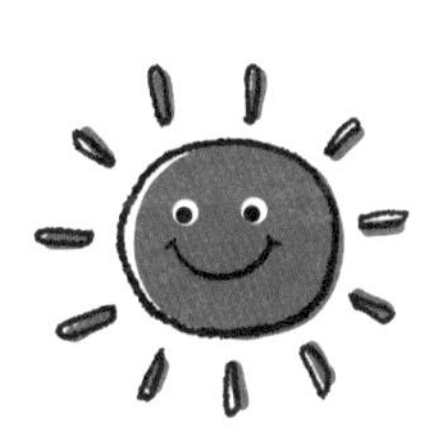

知識11 排便有規律，身體才健康

早上是排便最佳時機，養成起床後蹲廁好習慣

每個人的「排便」的時間點應該不太一樣，但若根據腸胃的工作模式來看的話，**最理想的排便時間是「早上」**。理由是，晚上睡覺期間正是副交感神經活躍期，同時也是腸胃忙於消化、吸收的時間點。

也就是說，消化道的工作到早上已經告一段落，糞便已經成形，隨時準備好要被排出體外。你是不是也曾在吃完早餐後，突然感覺到陣陣的便意湧上來？這

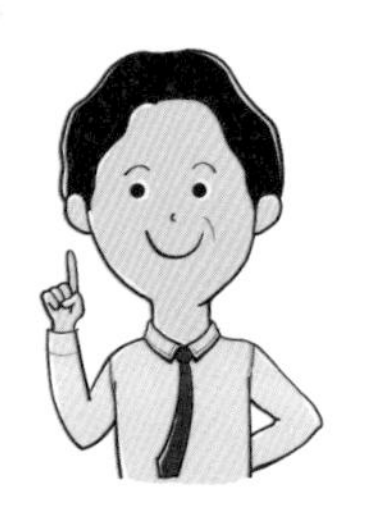

是因爲食物進入胃部之後，也會對腸道帶來刺激，導致已經在待命準備排出的糞便，在腸道蠕動的過程中，開始往外移動，這是**排泄消化的自然規律**。

如果沒有規律的排便習慣，建議在享用早餐過後，養成到廁所蹲便的習慣。**一開始儘管沒有便意，但只要將坐在馬桶上這件事習慣化，便意會自然而然地浮現。**

不過，眞的沒有想要上廁所，也請千萬不要強迫自己用力，無論如何，**建立自然的排便規律才是優先**最重要的事情。

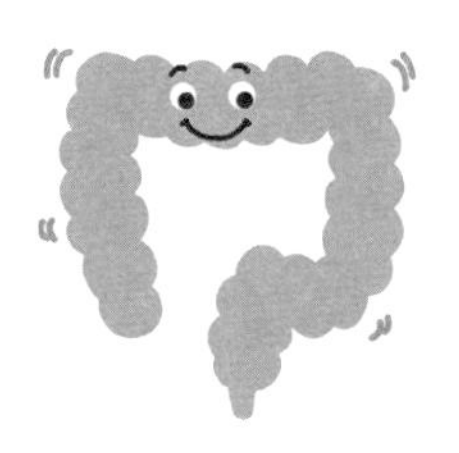

知識12 逃避也是一種勇氣

一到周日的傍晚，令你烏雲罩頂，請重新檢視你的工作環境

過去我也曾深陷在星期一症候群之中，工作上承受著巨大的壓力，因此每當星期一到來，我就會特別憂鬱，尤其是聽到周日電視「海螺一家」的主題曲響起時，表示一天就過去了，明天得要上班，心情更會一瞬間跌到谷底。姑且不論「海螺一家」的影響，若是你在**星期天看到傍晚的夕陽時，心情也會變得難受，那無疑就是危險信號**，自律神經的平衡可能已然遭到破壞。

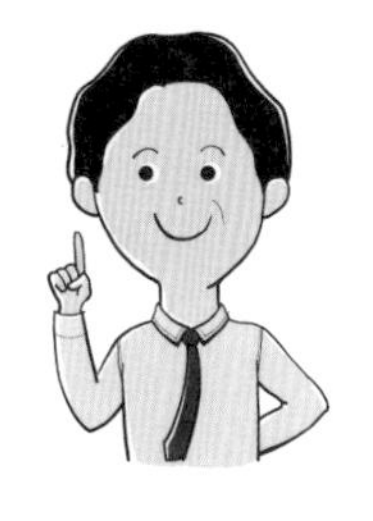

如果原因來自於工作，那麼，這是一個重新審視職場環境的好機會。前面的章節我已經多次提到過這個觀念，要是放著不管，很有可能最後會釀成大病。所以，好好地給自己放個假、大休特休，或是與信得來的同事談談，就算最後眞的下定決心辭去工作，也會發覺自己變得輕鬆許多。在我身邊就有好幾個**未來因此走在更美好的花路上**。

最、最重要的向來不是工作，而是繫於自身。你的工作是否讓你承受壓力，導致自律神經失調，甚至每天都過得不快樂，好似壽命因此縮短了好幾年呢？現在就好好評估分析自己一番吧。

知識13 正向思考養成

別鑽牛角尖，狂糾結在煩惱事兒上，趕快轉移焦點！

人生是有限的，任誰都一樣。遇到討厭的事情、令人不安的事情，即使人在家裡想了千萬遍，最後還是無法順利解決，那麼對你來說，這一段珍貴的人生已經被負面能量占滿，虛度了光陰，難道不會覺得有點可惜嗎？

每當發生這類情事，儘管非常不容易，但還是請記得要努力轉移焦點，不管是

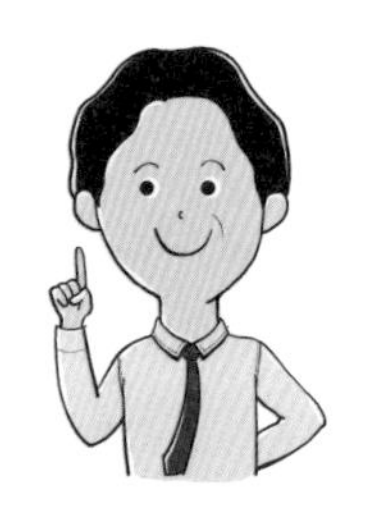

興趣或是任何其他事情都可以。以我來說，我的方式就是在散步途中用手機拍照，看看陌生的風景、欣賞馬路邊的花朵，藉此讓心情放輕鬆。最近由於想要將這些拍到的照片分享出來，開了個IG帳號，看著自己的貼文，除了充分感受到照片本身幫助我調整自律神經許多，而網友的回應也會讓我受到肯定與鼓勵。**展開新的嘗試，就會有新的體悟以及新的樂趣**。最重要的是，別把時間浪費在回想討厭的事情上，盡可能地轉換成正面積極的想法吧。

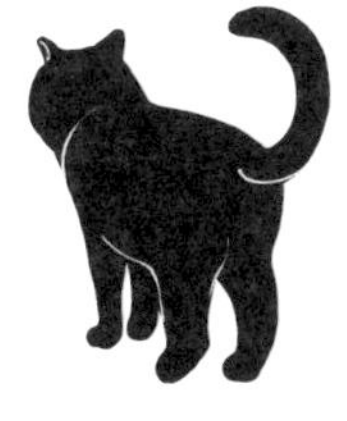

最後想說的是……

我開始研究自律神經的時間點，差不多是在30歲左右，當時我正好跟本書中的提問者一樣，身體出現了各種不舒服的症狀。那時候對自律神經的理解遠不如現在，儘管知道它卻無法深入說明它到底是什麼東西。

由於身心狀況接連出現問題，於是乎我便將生病的經驗轉化爲研究的契機，將所有的假設歸納進研究之中，同時也開始治療相關的疾病，最後終於發現到自律神經與身心不適或疾病併發有著密不可分的關係。隨著研究的進展，自律神經有更多資訊被挖掘出來同時，有感自律神經失調的病例也是逐年增加。到目前爲止，「莫名的不適」、「原因不詳」等種種狀況，幾乎都可以用自律神經來解釋。

偏食、慢性運動不足、睡眠不足……，自律神經失調的原因千奇百怪，不過主要還是因爲現代社會變動太過劇烈，再加上手機及電腦已經成爲生活中不可或缺的要角，這些都跟自律神經有很密切的關連性。科技飛速進步，心靈與身體步調難同步，最終就釀成了自律神經失調的結果。

特別是２０２０年新冠疫情開始蔓延以來，因爲「莫名的不適」而深受困擾的人的確大幅增加了。病毒所帶來的恐懼，以及生活模式的急速變化，在在都讓人對未來充滿不安，身心狀況會因此失衡也是在所難免。

正因爲如此，我才更希望能夠透過這本書的內容，讓更多人了解到原來「莫名的不適」是來自於自律神經失調，只要能將自律神經調整好，人生就會變得幸福。而自律神經自主調整好，可以解決那些不適症狀。

過去在多本拙作當中我都有提及，此時此刻我仍想再次強調，藉著這本書的出版，希望大家都能好好調整自律神經，健康快樂地度過每一天。最後，深深感謝您購入本書。

小林弘幸

奴性讓自律神經更失常：

靠慢活、肺活、腸活，三活運動舒壓，一次調整自律神經引起的各種身體不適！

國家圖書館出版品預行編目 (CIP) 資料

奴性讓自律神經更失常 : 靠慢活、肺活、腸活，三活運動舒壓，一次調整自律神經引起的各種身體不適 !/ 小林弘幸著 ; 李喬智翻譯 . -- 初版 . -- 臺北市 : 風和文創事業有限公司，2024.02 面 ; 公分

ISBN 978-626-97546-5-6(平裝)

1.CST: 自主神經系統疾病 2.CST: 健康法

415.943 112021414

作者	小林弘幸
翻譯	李喬智
總經理暨總編輯	李亦榛
特助	鄭澤琪
副總編輯	張艾湘
封面設計與版面構成	黃綉雅

出版公司	風和文創事業有限公司
地址	台北市大安區光復南路 692 巷 24 號 1 樓
電話	02-27550888
傳真	02-27007373
Email	sh240@sweethometw.com
網址	www.sweethometw.com.tw

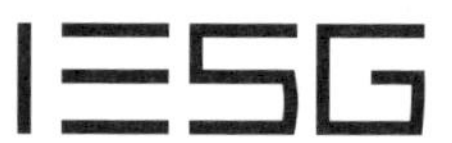

台灣版 SH 美化家庭出版授權方
凌速姊妹（集團）有限公司
In Express-Sisters Group Limited

公司地址	香港九龍荔枝角長沙灣道 883 號億利工業中心 3 樓 12-15 室
董事總經理	梁中本
Email	cp.leung@iesg.com.hk
網址	www.iesg.com.hk

總經銷	聯合發行股份有限公司
地址	新北市新店區寶橋路 235 巷 6 弄 6 號 2 樓
電話	02-29178022

製版	彩峰造藝印像股份有限公司
印刷	勁詠印刷股份有限公司
裝訂	祥譽裝訂股份有限公司
定價	新台幣 380 元
出版日期	2024 年 2 月初版一刷